《常见肛肠病就医指南丛书》总主编 李春雨 高春芳

中华医学会科学普及分会
中国医师协会肛肠医师分会 推荐用书
中国医师协会医学科普分会

# 肛瘘就医指南

主 编 李春雨 聂 敏 孙丽娜
副主编 张振勇 曹 波 曹 彬 林树森

全国百佳图书出版单位
中国中医药出版社
·北 京·

**图书在版编目（CIP）数据**

肛瘘就医指南 / 李春雨，聂敏，孙丽娜主编．—北京：中国中医药出版社，2022.7
（常见肛肠病就医指南丛书）
ISBN 978－7－5132－7280－3

Ⅰ.①肛…　Ⅱ.①李…　②聂…　③孙…　Ⅲ.①肛瘘—诊疗—指南　Ⅳ.① R657.1–62

中国版本图书馆 CIP 数据核字（2021）第 227158 号

**中国中医药出版社出版**
北京经济技术开发区科创十三街 31 号院二区 8 号楼
邮政编码　100176
传真　010–64405721
河北品睿印刷有限公司印刷
各地新华书店经销

开本 880×1230　1/32　印张 9.75　彩插 0.25　字数 174 千字
2022 年 7 月第 1 版　2022 年 7 月第 1 次印刷
书号　ISBN 978－7－5132－7280－3

定价　48.00 元
网址　www.cptcm.com

**服务热线　010–64405510**
**购书热线　010–89535836**
**维权打假　010–64405753**

**微信服务号　zgzyycbs**
**微商城网址　https：//kdt.im/LIdUGr**
**官方微博　http：//e.weibo.com/cptcm**
**天猫旗舰店网址　https：//zgzyycbs.tmall.com**

如有印装质量问题请与本社出版部联系（010–64405510）

# 《常见肛肠病就医指南丛书》专家指导委员会

（以姓氏笔画为序）

---

丁　康（南京中医药大学附属南京中医院）
万　峰（中华医学会科学普及分会）
王永兵（上海市浦东新区人民医院）
王志民（山东省第二人民医院）
王欣鑫（辽宁中医药大学附属第三医院）
王继见（重庆医科大学附属第二医院）
韦　东（中南大学湘雅医学院附属海口医院）
毛细云（安徽中医药大学第一附属医院）
龙再菊（辽宁中医药大学附属第三医院）
白景舒（大连大学附属新华医院）
刘蔚东（中南大学湘雅医院）
孙　锋（广州中医药大学第一附属医院）
孙化中（山西省肛肠医院）
孙丽娜（辽宁中医药大学附属医院）
李国峰（长春中医药大学附属医院）
李春雨（中国医科大学附属第四医院）
李胜龙（南方医科大学附属南方医院）
杨　波（解放军总医院第八医学中心）

杨会举（河南中医药大学第三附属医院）
张小元（甘肃中医药大学附属医院）
张伟华（天津市人民医院）
张苏闽（南京中医药大学附属南京中医院）
张春旭（解放军联勤保障部队第988医院）
张振勇（云南省第一人民医院）
陈小朝（成都肛肠专科医院）
陈少明（上海理工大学附属市东医院）
范小华（广东省中医院）
林　林（烟台白石肛肠医院）
周海涛（中国医学科学院肿瘤医院）
胡响当（湖南中医药大学第二附属医院）
聂　敏（辽宁中医药大学附属第三医院）
徐　月（重庆市中医院）
高春芳（全军肛肠外科研究所）
郭修田（上海市中医医院）
黄美近（中山大学附属第六医院）
曹　波（贵州中医药大学第一附属医院）
崔志勇（山西省人民医院）
彭作英（黑龙江省中医药科学院）
蓝海波（成都肛肠专科医院草金院区）

# 《肛瘘就医指南》编委会


总主编　李春雨（中国医科大学附属第四医院）
　　　　高春芳（全军肛肠外科研究所）

主　编　李春雨（中国医科大学附属第四医院）
　　　　聂　敏（辽宁中医药大学附属第三医院）
　　　　孙丽娜（辽宁中医药大学附属医院）

副主编　张振勇（云南省第一人民医院）
　　　　曹　波（贵州中医药大学第一附属医院）
　　　　曹　彬（抚顺市中心医院）
　　　　林树森（中国医科大学附属第四医院）

编　委　（以姓氏笔画为序）
　　　　王俊江（辽宁中医药大学附属医院）
　　　　李汉文（沈阳医学院附属第三医院）
　　　　李奇桐（中国医科大学附属第四医院）
　　　　李胜龙（南方医科大学附属南方医院）
　　　　杨宗亮（湖南中医药大学第二附属医院）
　　　　肖树榜（遵义市第一人民医院）
　　　　张　欣（沈阳市肛肠医院）
　　　　范子龙（本溪市中心医院）
　　　　尚　锐（吉林省松原市中心医院）
　　　　胡响当（湖南中医药大学第二附属医院）
　　　　徐　明（联勤保障部队第 940 医院）
　　　　徐振东（丹东市肛肠医院）
　　　　韩　颖（安徽中医药大学第一附属医院）
　　　　路　瑶（中国医科大学附属第四医院）

# 《常见肛肠病就医指南丛书》总主编简介

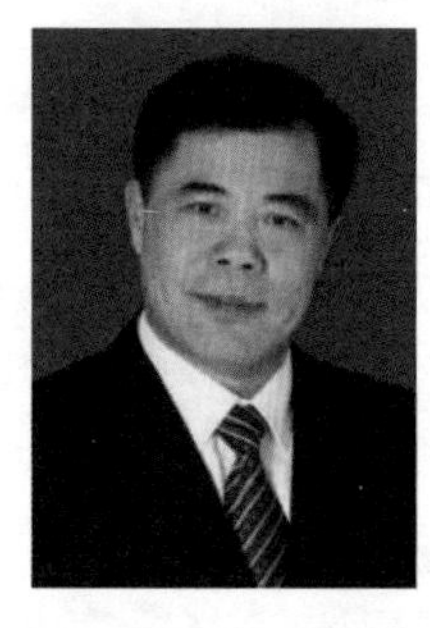

李春雨，全国著名肛肠外科专家、教授、主任医师、硕士生导师。现任中国医科大学附属第四医院肛肠外科主任。毕业于中国医科大学，医学硕士。兼任中国医师协会肛肠医师分会副会长兼科普专业委员会主任委员，中国医师协会医学科普分会常务委员兼肛肠专业委员会主任委员，国家健康科普专家库第一批专家，国际盆底疾病协会常务理事，辽宁省肛肠学会主任委员，沈阳市医师协会肛肠科医师分会主任委员等职。担任全国“十二五”“十三五”“十四五”研究生规划教材、本科生规划教材主编，出版《肛肠外科学》《肛肠病学》《肛肠外科手术学》等规划教材及专著 38 部。从事肛肠外科工作 30 余年，具有丰富的临床经验，秉承“微创、无痛、科学、规范”的治疗理念，对结、直肠肛门外科有较深的造诣，尤其擅长肛肠疾病的微创治疗。2016 年在援疆期间，荣获“全国第八批省市优秀援疆干部人才”“新疆塔城地区第二批优秀援疆干部人才”“辽宁省第四批优秀援疆干部人才”等荣誉称号。

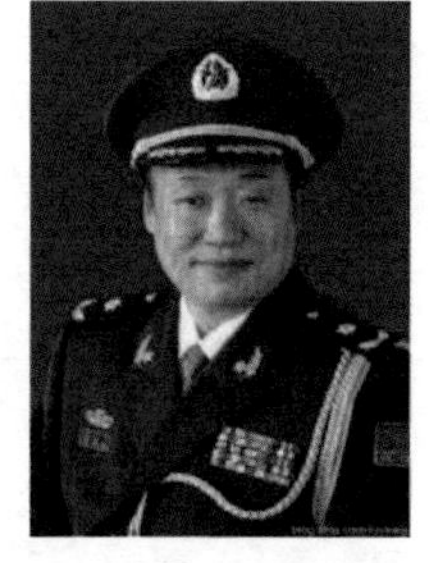

高春芳，全国著名肛肠外科专家，陆军军医大学博士生导师、教授，主任医师。原中国人民解放军第 150 中心医院院长，专业技术一级，文职一级。现任中国法学会常务委员，中国卫生法学会会长，中国医师协会常务委员，中国医师协会肛肠医师分会会长，全军肛肠外科研究所所长，全军新型装备毁伤生物效应及防治重点实验室主任。第十届、十一届、十二届全国政协委员，享受国务院政府特殊津贴。自主攻克的低位直肠癌根治术中，新直肠角重建在会阴部设置人工肛门手术，成功解决了世界性的医学难题。曾获国家、军队、省部级科学技术二等奖以上 20 项，主编与参编专著 10 余部。荣获“中国医师奖”“全军技术重大贡献奖”，以及“全国首届中青年医学科技之星”“国家有特殊贡献中青年专家”“全国优秀科技工作者”“全军爱军精武标兵”等荣誉称号。

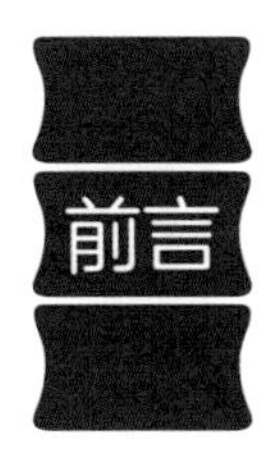

# 前言

肛肠病是一种常见病、多发病，几乎每个人一生中都有发病之虞，故有“十人九痔”之说。随着经济的发展和生活节奏加快，其患病率呈明显上升趋势，严重地影响人们的日常生活和身心健康。但大多数人羞于启齿，缺乏认识，害怕手术，最终酿成大病，甚至危及生命。健康生活是老百姓最大的心愿，医生不只是一把手术刀，一捧小药片儿，更应该通过健康科普宣教，使更多的人了解疾病防治常识，并开展群众性的科普防治工作，减轻社会、家庭、患者的负担与痛苦，这已是刻不容缓的工作。因此，我们为了帮助广大肛肠病患者解除病痛和困扰，特组织中国医师协会肛肠医师分会科普专业委员会和中国医师协会医学科普分会肛肠专业委员会委员及国内知名的、权威的科普专家，结合本人多年的宝贵临床经验，编写这套《常见肛肠病就医指南丛书》。

本套丛书共 7 个分册，包括《痔疮就医指南》《肛裂就医指南》《肛周脓肿就医指南》《肛瘘就医指南》《便秘就医指南》《结肠炎就医指南》《结直肠癌就医指南》，是一套集临床经验和科普常识于一体的肛肠专家的智慧结晶。该套丛书以一问一答的形式，向读者介绍了肛肠疾病的症状表现、检查方法、诊断治疗及预防保健等方面的防治知识，以通俗易懂的语言，为读者解释健康科普宣教知识。内容上兼顾科学性、权威性、知识性和趣味性，力求通俗易懂、深入浅出、图文并茂、科学实用，达到"未病早防，已病早治"的目的，努力让大多数民众看得懂、记得住。

本套丛书在编写过程中，得到了中华医学会科学普及分会主任委员、首都医科大学附属朝阳医院副院长郭树彬教授和中国医师协会肛肠医师分会会长、全军肛肠外科研究所所长高春芳教授的关心与支持，同时得到了中华医学会科学普及分会和中国医师协会肛肠医师分会全体委员的辛勤付出及中国中医药出版社的鼎力相助。在此，一并致以衷心的感谢。

由于我们精力有限，加之时间仓促，一些疏漏、不妥之处在所难免，敬请读者提出宝贵的意见和建议，以便进一步完善。

2022 年 2 月于沈阳

## 第一部分 症状——有了症状快就医 001

## 第二部分 检查——明明白白做检查 057

## 第四部分 治疗——科学治疗效果好 121

## 第五部分　保健——康复保健很重要　241

# 第一部分

## 症状——有了症状快就医

## 1. 肛门周围出现哪些症状必须看肛肠科医生?

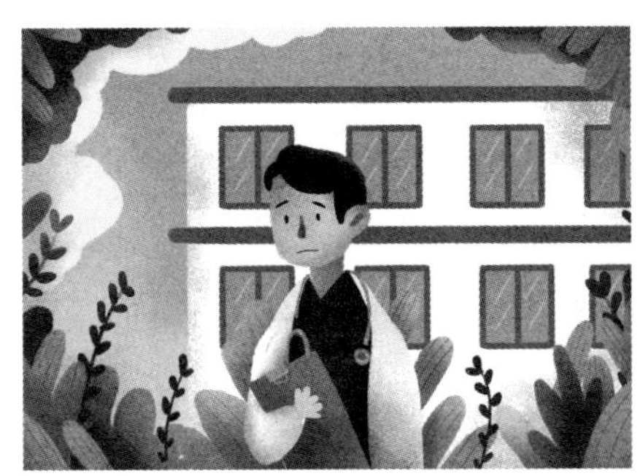

（1）肛门周围曾经出现疼痛、红肿等类似发炎的症状。

（2）全身没有特别的不舒服，但是在肛门周围的皮肤处可以隐约摸到硬块或条索。有时按压硬块会感觉肿痛。

（3）肛门周围可流出像脓一样的分泌物，经常污染内裤。

（4）肛门周围的皮肤出现了瘙痒、发红等情况。

（5）上述症状不定期地发作，有时并没有发生严重的肿痛，但是一次比一次难受，甚至感到身体极度不适、排便困难、发热等症状。

## 2. 肛瘘在临床上有何症状?

（1）肛旁流脓：是肛瘘的主要症状，当瘘管形成后，脓液逐渐减少，一旦流脓停止，局部又出现肿胀、疼痛等炎性反应，如此反复发作，呈周期性变化。脓液量与肛瘘病程长短、管道数量、位置高低及内口大小有关。初发瘘管分泌物较多，味臭而稠厚，日久则分泌物质稀薄，呈间歇性发作。脓性分泌物可自皮肤溃口、肛内流出。

（2）肛周疼痛：若瘘管引流不畅，可出现局部肿痛，尤以排便或活动后加重；若感染加剧则形成瘘管性脓肿，可出现局部红、肿、热、痛，或伴恶寒、发热等全身症状；有些患者感觉肛门坠胀疼痛，且向腰骶部放射，但肛门外观无变化，多见于括约肌间瘘（脓肿）或在齿状线上方的内盲瘘的急性炎症期。

（3）肛周瘙痒：因经常从瘘管流出脓液，刺激肛门周围皮肤而引起肛周炎及瘘管外口组织增生、潮湿、瘙痒。长期刺激可致皮肤增厚，呈苔藓样变。

（4）排便不畅：部分复杂性肛瘘，包括马蹄形肛瘘，因慢性炎症刺激引起肛管直肠环纤维化，或瘘管围绕肛管形成半环状或环状纤维组织增生，影响肛门括约肌收缩而排便不畅。

（5）全身症状：肛瘘患者急性炎症期可有恶寒、发热；结核性肛瘘、克罗恩病肛瘘可出现午后潮热、盗汗、消瘦等消耗症状，或腹泻、腹痛等肠道表现。

（6）其他症状：蛲虫进入瘘管时有蚁走感；瘘管内进入异物时（骨片、鱼刺等），则活动时疼痛；瘘管内形成粪石，有嵌塞绞痛；瘘管在直肠黏膜下有炎症侵及时，则有里急后重、下坠感。

## 3. 肛瘘在临床上有何体征?

（1）外口：根据外口的形态和位置，可以初步判断瘘管的走向。

①外口形态：外口平坦，肉芽不高出皮肤，瘘管多单纯浅表；外口组织增生，肉芽突起，多为形成肛瘘时间已较长；外口较大，平塌凹陷，边缘不整齐且在皮下潜行，周围皮肤灰暗，可能为结核性肛瘘。

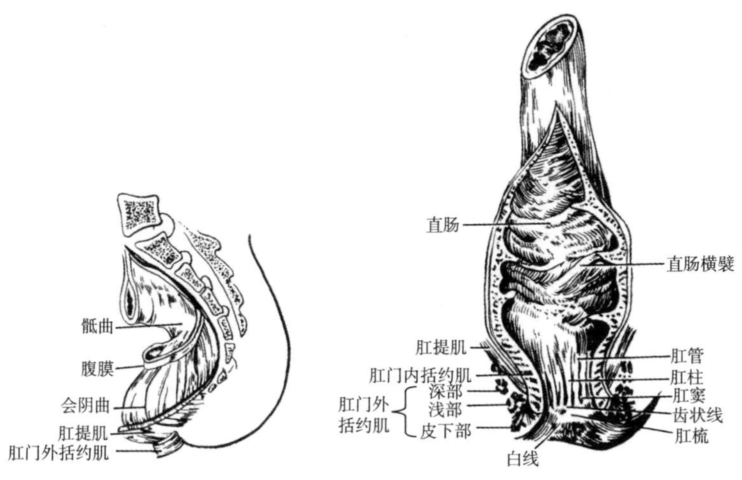


肛门直肠周围的解剖结构

②外口位置：根据肛门直肠周围的解剖结构和肛腺理论的感染扩展途径，肛瘘外口位置与瘘管走行、内口位置之间的关系有一定规律性。

③外口分泌物：分泌物多而稠厚，表示急性炎症期或活动期；脓液混有鲜血或呈淡红色，多为脓肿溃破不久；脓液清稀或呈米泔水样，可能为结核杆菌感染；脓液色黄而奇臭，多为大肠杆菌感染；脓液带绿色，多为绿脓杆菌感染；若脓液呈透明胶冻样或呈咖啡色血性黏液并有特殊恶臭，应考虑恶变可能。

（2）皮肤色泽：肛瘘周围皮肤有色素沉着，较正常肛门皮肤颜色暗，且皮纹增粗。

（3）肛外触诊：了解有无条索状硬结及其行经方向、位置深浅及范围。轻按可触到明显条索状管壁，表明瘘管较浅；重按隐约或未能触及条索状管壁，表示瘘管较深。

（4）直肠指诊：根据瘘管的走向，如在肛窦附近触及隆起或凹陷性硬结，此可能为内口的位置。为了判断瘘管与肛门直肠环的关系，有时需配合探针检查。肛内指诊若有触痛，可能局部伴有急性炎症。直肠指诊还可以了解以往手术导致的肛门缺损及肛门括约肌功能。

## 4. 肛瘘的临床特征是怎样的?

（1）男性发病率明显高于女性（男女发病率之比为5∶1）。

（2）好发于青壮年（21 ~ 40 岁者多见）。

（3）好发于肛门后中线对应的点上。

（4）反复发作的复杂性肛瘘较多。

（5）病程多长达 1 ~ 5 年。

（6）复发率偏高。

（7）自然愈合率低。

（8）发病前多有肛周脓肿病史。

（9）可伴有如肠炎、糖尿病等使机体抵抗力降低的疾病。

## 5. 肛瘘有什么特点?

肛瘘的临床特点是经久不愈或间断性反复发作，以局部反复流脓、疼痛、瘙痒为主要症状，并在皮下可触及条索状物或探及瘘管通向肛内。长期化脓的复杂肛瘘，可伴有贫血、消瘦等全身症状。

## 6. 肛瘘早期有何症状?

肛瘘是肛门直肠周围脓肿的后遗症，因此，一般有肛管直肠周围感染或脓肿病史。初期症状由引起脓肿的部位不同而有不同的特点，但多数患者都存在恶寒发热，肛门周围发红、肿胀、跳痛，食欲减退，大便秘结，坐卧不安等症状。

## 7. 肛旁流脓应该看什么科?

引起肛旁流脓的疾病很多，比如肛周脓肿破溃、肛瘘、肛裂、内痔脱出、肛管直肠癌等，需要到医院进一步检查，方能确诊，建议先挂肛肠科的号。肛肠科的称谓沿用了我国中医肛肠疾病的概念。西医外科称之为肛肠外科（或者结直肠肛门外科），属普通外科的分支。中医肛肠科早期以治疗肛门病为主，随着医学的进步和中西医的有机结合，目前正规医院的肛肠科主要治疗结肠、直肠及肛门部的疾病。近年来，肛肠外科逐渐脱离普通外科，发展迅速，已形成一个独立、专业的学科。

## 8. 什么情况下应该看肛肠科医生?

肛肠疾病十分复杂，临床症状也较多，但有下列症状之一者建议到正规医院肛肠科就诊。如大便出血、肿物脱出、肛门周围肿物、肛缘皮赘、肛门疼痛、肛周肿痛、肛旁流脓、肛门瘙痒、大便不规律、便频、排便困难、腹痛、腹泻、腹部不适或脓血便等。

## 9. 肛瘘的主要症状是什么?

（1）肛旁流脓：肛门周围皮肤的小孔反复流脓，一般不痛。肛门周围的外口处有脓性、血性、黏液性分泌物流出，有时有粪便及气体排出，污染内裤。

（2）肛周疼痛：一般无疼痛，若引流不畅，分泌物堵塞，或反复发炎可引起疼痛。

（3）肛门瘙痒：由于分泌物反复的刺激，使肛门周围皮肤潮湿、瘙痒，有时形成湿疹。

（4）肛周肿块：肛缘硬索状物常为患者的主诉之一。炎症急性发作时若外口封闭，引流不畅时肿块增大。

（5）全身症状：急性炎症期有发热恶寒，长期化脓的复杂肛瘘，可伴有贫血、消瘦、食欲不振等全身症状。

## 10. 低位肛瘘的症状如何？

（1）流脓：流脓是低位肛瘘的主要症状。一般来说，新生成的瘘管排脓较多，脓汁黏稠，色黄，味臭；瘘管日久的排脓相对较少，或时有时无，稀淡如水；若脓量增加，则表示新瘘管生成。

（2）瘙痒：肛门部皮肤由于脓液及其他排出物刺激，常感觉皮肤瘙痒，这也是低位肛瘘的症状之一。

（3）疼痛：瘘管通畅无炎症时，一般无疼痛，只有肛门局部略有肿胀感，行走时可加重，若外口封闭，瘘管存积脓液，或粪便进入瘘管，则会使疼痛加重或排粪时疼痛加重。

（4）硬结或条索：瘘管壁及瘘口的反复刺激，使纤维组织增生，在管壁和瘘口形成质韧的结缔组织，常表现为瘘管四周皮肤变色，表皮脱落，凹陷变形。

## 11. 高位肛瘘的症状如何？

（1）疼痛：平时疼痛不明显。脓液积存于管腔内引流不畅时，局部胀痛，并有明显压痛，脓液引流后疼痛减轻。

（2）流脓：脓液多少与瘘管大小、长短及数目有关。新形成或炎症急性发作期的瘘管脓多、味臭、色黄而浓厚，经久不愈的瘘管脓液较少或时有时无。结核性肛瘘，脓液多而清稀，呈米泔水样，可有干酪样坏死物。

（3）瘙痒：因肛内黏液分泌物增多或外口周围脓液的刺激，常致肛门皮肤瘙痒。

（4）全身症状：当脓液急剧增多，局部脓肿，有发热、恶寒，体温增高，常因肛瘘炎症急性发作或有支管形成。

## 12. 所有肛瘘患者都能出现全身症状吗?

一般肛瘘常无全身症状，但复杂性肛瘘和结核性肛瘘，因病程长，有的长达数十年，常出现身体消瘦、贫血、便秘和排便困难等症状，如继发感染，再发脓肿时，则出现脓肿的症状。

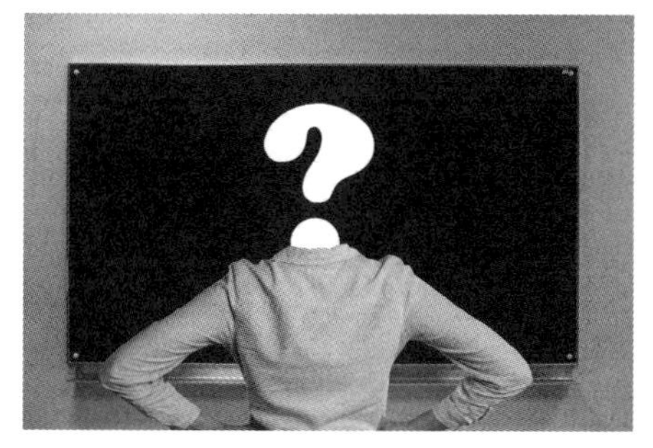

肛瘘在不同的阶段有不同的临床表现。肛瘘静止期时内口暂时闭合，管道引流通畅，局部炎症消散，可以无任何症状或只

有轻微不适。但原发病灶未消除，在一定条件下可以再次发作。在肛瘘慢性活动期，因有感染物不断从内口进入，或管道引流不畅，而呈持续感染状态，有肛瘘典型的流脓、肛门潮湿、瘙痒等症状。肛瘘急性炎症期则是因外口闭合，或引流不畅，而感染物不断从内口进入，脓液积聚所形成，症状、体征似脓肿，有发热，局部红、肿、热、痛等症状，重新溃破或切开引流后，症状缓解。

## 13. 肛瘘如何辨证分型?

（1）湿热蕴结：局部肿胀疼痛，外口闭合，或流黄色稠脓，有臭味，大便不畅，小便不利，可有发热，口渴，不甚欲饮，舌红，苔黄腻，脉滑数等。

（2）肝肾阴虚：外口凹陷，流脓清稀，周围颜色晦暗，形体消瘦，潮热盗汗，心烦不寐，食欲缺乏，舌红少津，少苔或无苔，脉细数无力。

（3）气血两虚：肛瘘经久不愈，脓水稀薄，外口肉芽不鲜，面色无华，少气懒言，唇甲苍白，食欲缺乏，形体消瘦，舌淡苔白，脉细弱无力。

## 14. 什么是肛周脓肿?

肛周脓肿是指直肠肛门周围软组织内或其周围间隙发生的急性化脓性感染，并形成脓肿。脓肿破溃或切开后常形成肛瘘。脓肿是肛门直肠周围炎症的急性期，而肛瘘则为其慢性期，绝大部分直肠肛门周围脓肿由肛腺感染引起。其主要表现为肛周疼痛、肿胀、局部压痛，疼痛主要表现为肛门周围持续性的跳痛，在排便、局部受到刺激后会加重。

## 15. 什么是肛瘘?

肛瘘是指肛门直肠与肛门周围皮肤相通的感染性管道，大部分肛瘘由肛门直肠脓肿破溃或切开排脓后形成。肛瘘是肛门直肠瘘的简称，又称肛漏，一般由内口、外口和瘘管三部分组成。其主要症状是从肛门周围皮肤上的疮口反复淋漓不断地向外流脓或脓血，甚至流出粪便，因而将此称作漏。民间称漏则依其症状而言，把这种从肛门周边皮肤上的疮口流出脓血或粪水的病，形象地比喻为疮孔内隐藏着一个偷粪老鼠，因而俗称为“偷粪老鼠”。本病在任何年龄都可发病，占肛肠科病例的 20% ~ 30%，多见于青壮年男性。

## 16. 什么是肛周炎?

肛周炎主要是指由于患者不注意肛门皮肤卫生，或者是饮食过于辛辣及衣裤过紧，进而导致局部汗腺闭塞，感染发炎引起局部皮肤出现溃疡、红肿、瘙痒等不适。如果是轻微的肛周炎，主要是引起局部皮肤的红肿。如果肛周炎比较严重，可能会引起肛周脓肿，甚至可能会引起肛瘘。肛周炎多发于青少年，尤其是雄激素分泌旺盛的患者，对此应该特别注意，要尽早处理。

## 17. 什么是肛窦炎?

肛窦炎是肛窦（或称肛隐窝）、肛瓣发生的急慢性炎症，又称肛隐窝炎，可单独发生，也可为慢性结肠炎、克罗恩病、肛裂等的并发症。

## 18. 什么是肛周毛囊炎?

毛囊炎是葡萄球菌侵入毛囊所发生的化脓性炎症，俗称疖肿，好发于肛周，常多处发生，且有复发倾向，迁延难愈。

多由内蕴湿热，外感热邪，热盛肉腐成脓，脓毒流窜，互相贯通而发本病，或因素体虚弱，卫外不固，外感热毒，或因肌肤不洁，复遭风毒，内外搏结所致。本病主要发生于免疫力低下者或糖尿病患者，多因抓搔摩擦皮肤，葡萄球菌乘破损之机侵入毛囊而引起炎症。

## 19. 什么是肛周化脓性大汗腺炎?

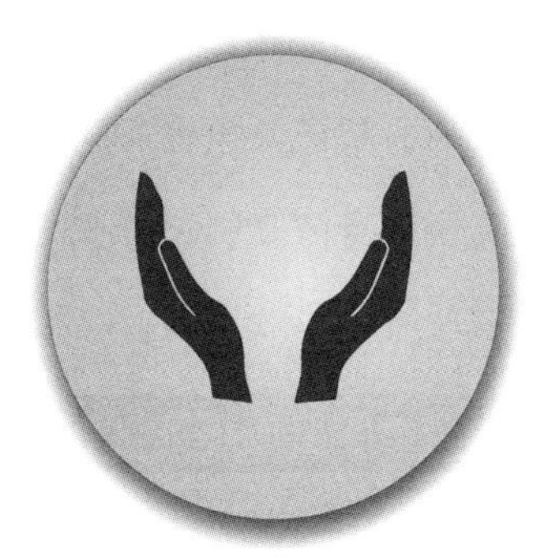

大汗腺即顶浆分泌腺，位于真皮深部，腺管开口于皮肤表面，一旦被阻塞，即发生感染，腺管因感染而破裂，在皮内和皮下组织内引起炎症，反复发作，广泛蔓延，形成范围较广的慢性炎症、小脓肿、复杂性窦道和瘘管。此称为化脓性大汗腺炎，发病部位多在大汗腺分布区，如腋下、脐部、乳晕、肛门、臀部。发生于肛门周围者称为肛周化脓性大汗腺炎。肛管近端因无毛囊和汗腺，故好发于肛管远端，所形成的瘘管与肛窦也无关系。本病多发于 20 ~ 24 岁身体肥胖、好出汗的人，女性多于男性。本病长期不愈有恶变可能，多在病后 10 ~ 20

年恶变。国外 Jackman 报道 125 例有 4 例变为鳞癌，发生率为 3.2%。

## 20. 什么是肛门周围蜂窝组织炎?

肛门周围蜂窝组织炎与身体其他部位的蜂窝组织炎相同，是肛周皮下、筋膜下肌间隙或深部蜂窝组织的严重的暴发性化脓性感染，可迅速蔓延到会阴、股部、腹股沟、腹壁和腹膜后组织。因组织大块坏死损伤肛门和直肠，造成肛门狭窄和失禁，常危及生命，可造成死亡。本病多发生于有糖尿病、血液病或身体衰弱、抵抗力低下的老年人。

## 21. 什么是肛周坏死性筋膜炎?

肛周坏死性筋膜炎是一种由多种细菌感染（包括需氧菌和厌氧菌）引起，同时伴有会阴、外生殖器及肛周皮下坏死性筋膜炎症。会阴部坏死性筋膜炎的发病率极低，是极为少见的一种坏死性软组织感染。临床上主要以皮肤、皮下组织及浅深筋膜的进行性坏死而肌肉正常为特征。任何年龄都可发病，好发于 32 ~ 57 岁的人群，男女发病率之比为 1.4 : 1。

该病起病急骤，发展迅速、凶险，局部组织广泛坏死，且极易扩展，如不早期诊断而延误治疗，“毒素”被大量吸收，感染极易发展到会阴部、腹部，危及全身，患者往往死于毒血症、败血症、呼吸衰竭、肾功能衰竭和多器官功能衰竭。尽管近年来广谱抗生素不断问世，细菌培养及敏感实验技术明显改进，但坏死性筋膜炎的病死率仍高达 30% ~ 60%，故提高对本病的认识具有重要的临床意义。

## 22. 肛周脓肿疼痛有何特点?

肛门周围突然肿胀、疼痛，呈持续性，伴阵发性加剧，溃破后流脓，发热，大小便困难，在肛门附近形成弥漫的、突出或不突出皮肤的硬性包块，若用镜子照一下就会明白，该包块发红、肿胀且发热。不仅如此，还有跳痛或剧烈疼痛，按压则疼痛加重。患病初期，疼痛并不那么严重，而后逐渐加重，到后期，别说坐在椅子上，就连在床上稍微活动一下都会感到剧烈的疼痛。肛周脓肿只要早点切开放脓就会马上感到舒适。

## 23. 为什么有的肛瘘会出现肛门疼痛?

肛瘘感染时会出现肛门疼痛。瘘管通畅无炎症时常不感觉疼痛，只感觉局部发胀和不适，行走时疼痛加重。当瘘管感染或脓液排出不畅而肿胀发炎时，可引起疼痛。内瘘时常感到直肠下部和肛门部灼热不适，排便时感到疼痛。

## 24. 什么人容易患肛瘘?

过去人们认为肛瘘是感染了结核菌而导致的一种结核性疾病，而现在大部分专家认为肛瘘产生的主要原因是细菌感染，其中常见的致病菌是大肠杆菌。

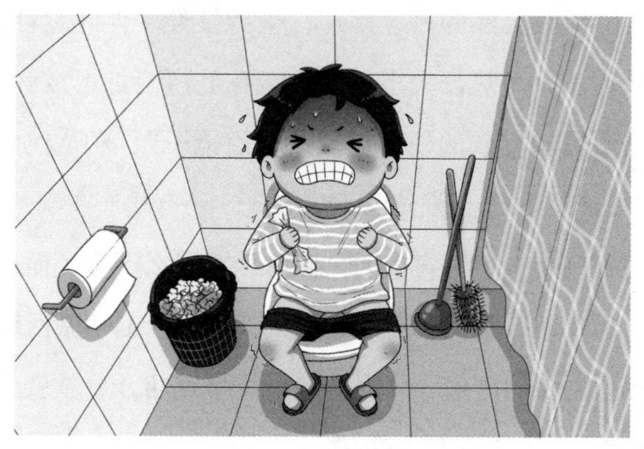

一般情况下，腹泻患者、排便时用力过大的人，以及肛窦先天较深的人容易患肛瘘。此病多见于年轻、身体结实的男性，主要是因为饮酒容易引发腹泻，而且他们排便时，大便冲击肛管的力量较大，从而引发肛瘘。

## 25. 肛瘘的病因与发病方式有关吗?

肛瘘是大便进入齿状线上的袋状肛窦里，使肛窦受到大肠杆菌等细菌的侵袭后出现炎症，进而引发的一系列疾病。

肛管里分布着 8 ~ 12 个小孔，称为肛窦，是肛门腺的开口处。虽然排便时会有大便进入肛窦，但在局部免疫力的作用下，一般不会出现炎症。但是，如果排便时用力过度，或者腹泻时的水样便冲击肛窦，大便就会在压力下进入肛门腺。如果这个时候由于精神压力较大或身体疲劳等原因导致免疫力较弱，肛门腺就会抵挡不住细菌的侵袭，出现炎症并化脓。

肛门腺化脓后，脓液向肛周皮肤蔓延，使肛门周围的皮肤红肿，并伴有剧烈的疼痛感，形成“直肠肛管周围脓肿”。

患上直肠肛管周围脓肿后，肛周会有肿胀、疼痛的感觉，并伴有发热等症状。此时用手术方法切开患处，排出脓液，症状就会得到缓解。如果置之不理，则会出现肛窦（内口）→肛门腺→瘘管→皮肤上流脓的开口（外口）这样一条感染性管道。仅排出脓液不能使肛瘘完全治愈，如果不切除被感染的肛门腺和肛窦，肛瘘就非常容易复发。

如果任由肛瘘的病情发展而不及时做手术，会导致炎症长期得不到缓解，出现很多条瘘管，少数肛瘘还会恶化成癌症。

另外，排便的时候容易使肛管后正中部位受到较大压力，所以这个部位最容易患肛瘘。

## 26. 婴幼儿肛瘘与腹泻有关吗？

婴幼儿也会患肛瘘。婴幼儿肛周脓肿及小儿肛瘘的形成主要是由于喂养不当引起的腹泻导致的，其中以浅表型肛瘘居多，近年来有上升的趋势，预防小儿肛瘘主要从防止腹泻入手。另外，小儿肛瘘易与尿布湿疹混淆，应注意加以鉴别。

## 27. 小儿肛周脓肿和肛瘘有无特定的联系？

小儿患者患肛瘘在先，患肛周脓肿在后，提示肛瘘的形成可能和肛周脓肿无关。而将肛瘘与脓肿中的细菌含量进行对比，发现前者明显少于后者，而且细菌毒力也不大，提示肛瘘的发生可能是多种粪便菌直接侵入的结果，并非继发于脓肿。对于肛周脓肿成瘘是否与感染的菌种有关，1982 年 Grace 分析认为，肛周脓肿脓液中的细菌主要有皮源性（化脓性金黄色葡萄球菌）和肠源性细菌（如大肠埃希菌）两类，肠源性细菌脓肿形成肛瘘的可能性较大，分离出的肠源性细菌提示其与肛瘘的形成有密切关系。

## 28. 所有的肛周脓肿都会形成肛瘘吗?

多数的肛门直肠周围脓肿都会转化为肛瘘，其症状是肛门周围反复流脓并伴随发热、疼痛。

## 29. 如何判断新生儿发生了肛瘘?

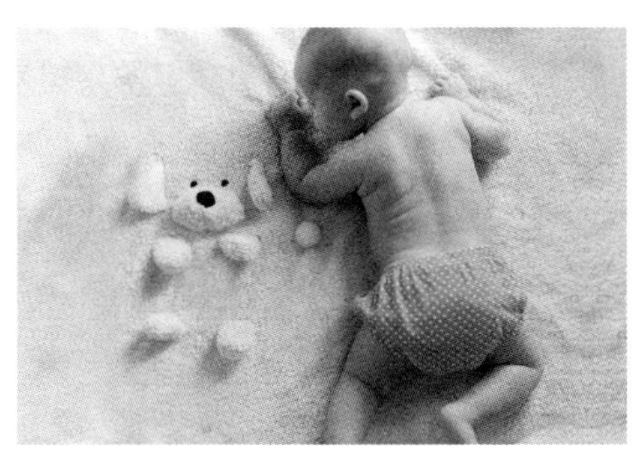

男宝宝或女宝宝发生肛瘘，其临床表现各有不同。

男宝宝肛门发炎后红肿疼痛，形成脓肿后肛周皮肤肿胀光亮，中心软化，破溃后流出脓液而形成肛瘘，腹泻时大便从瘘管口流出。反复发炎，脓肿破溃则成为慢性肛瘘。

女宝宝发病急，外阴红肿。脓肿破溃后大便从阴道口处女膜外部位的瘘口排出，头 3 日大便几乎全从阴道口排出来，肛门反而不排便。10 日左右，肛门才逐渐恢复排便。随着阴道排便的减少，肛瘘周围炎症随之消退。但女宝宝的肛瘘不会自动愈合，以后遇到腹泻时仍可从瘘口漏出粪便。

宝宝一旦出现上述情况之一，爸爸妈妈要立即带他（她）去医院。

## 30. 结核性肛瘘有什么特点?

结核性肛瘘的特点是病程较长，起病、发病较缓慢，局部疼痛不剧烈，较长时间才破溃；瘘管外口较多，边缘常凹陷，流出的脓液稀薄、色白；内口较大，边缘不整齐；瘘管分支较多，情况较一般肛瘘复杂；创面多苍白水肿，在光照下看上去有些发亮。原发性结核性肛瘘比较少见，一般多继发于肺结核或其他结核后，故常伴有全身症状，如低热、消瘦、贫血、纳差、乏力、盗汗、咳血等。

结核性肛瘘的特点是创面愈合特别慢，甚至不能愈合，需进行全身抗结核药治疗，如雷米封、链霉素等，故一般建议先进行正规的抗结核治疗，半年至1年后再进行手术治疗，效果与一般非特异性肛瘘治疗相近。

## 31. 克罗恩病肛瘘的临床表现是什么?

多种病变同时表现是肛周克罗恩病的典型特征。克罗恩病肛瘘可以同时伴有肛周皮赘、肛裂、肛门失禁或肛门直肠狭窄。多数克罗恩病合并肛瘘患者没有症状。局部病变常为慢性的硬结，色青紫，但疼痛轻微或无痛，剧烈的疼痛提示存在肛周脓肿。由于克罗恩病是一种慢性、透壁性炎症疾病，疾病自身的进行性发展可导致肛门内外括约肌和会阴体的损害，直肠炎症导致直肠顺应性降低，即使是中等程度的括约肌功能下降，也可能会因为结肠吸收水分障碍、直肠容积及顺应性下降，最终形成肛门失禁。然而，多数肛门失禁是由于过度的外科手术所致。

## 32. 克罗恩病合并肛瘘有什么特点?

克罗恩病是一种病因不明的慢性反复发作性的疾病，可累及全消化道。克罗恩肛周脓肿或肛瘘是最常见的克罗恩病肛周病变。其发生可能与肛腺感染，肛裂或溃疡穿透直肠，或肛管、瘘管阻塞有关。克罗恩病合并肛瘘在临床上与普通的肛瘘有不同的表现，如患者伴有炎性肠病的表现，消瘦、局部脓肿表现较深、脓液稀薄，部分患者肛门部多处有脓肿和肛瘘，或肉芽肿样增生。直肠或肛管的反复慢性炎症及瘘管形成，可导致肛门狭窄。克罗恩病合并脓肿或肛瘘的处理原则是以内科治疗为主，外科治疗为辅。建议行简单的引流手术或挂浮线引流，而非“根治性手术”。

## 33. 肛瘘是良性疾病还是恶性疾病?

肛瘘是一种良性疾病，一般不会传染，偶有癌变的可能。

## 34. 肛周脓肿会不会癌变?

肛周脓肿是不会癌变的，经手术治疗后完全可以治愈。但是，若肛周脓肿没有得到及时有效的治疗，形成肛瘘，长期不治是可以癌变的。

## 35. 肛瘘会不会癌变?

经长期临床观察，绝大多数肛瘘不会癌变，但极少数肛瘘如果长期不治是可以发生癌变的。1934 年 Rosser 首次报道肛瘘癌变，1985 年高野正博报道 19 例深部复杂性肛瘘中癌变者 2 例。肛瘘癌变在临床上是十分少见的，可以说慢性肛瘘癌变的概率是很低的，有一种统计认为肛瘘发生癌变的概率是 0.1%，所以患者们大可不必过分紧张。一般而言，大多数肛瘘可恶变为黏液腺癌，少数可见腺癌、胶样腺癌、鳞癌等。硬结形成、黏液分泌增多及疼痛加剧常为癌变的先兆。尽管肛瘘的癌变率较低，但其危害极大。病史在10年以上的肛瘘患者，对癌变这一点应引起高度重视。

## 36. 肛瘘癌变有何症状?

肛瘘癌变常以痛性肿物为主，少数患者没有癌变征兆，既没有疼痛感也没有排便习惯改变或大便形状改变等，只是在肛门直肠检查时常有肛门旁触痛，而没有可见之肿块或溃疡。严重时可发现肛门旁向外隆起的肿物，其典型的体征是在肛瘘外口排出黏胶状分泌物。

## 37. 儿童肛瘘的发病特点是什么?

追问病史，绝大部分患儿发病前有腹泻、便频及尿布性皮炎表现，发病前多有皮肤潮红、湿疹，造成肛窦感染，形成脓肿。脓液排出后，炎症逐渐消退，创口闭合结痂。数日或数周后，局部又发红肿，不日破溃流脓又闭合。如此反复发作，肛管隐窝与肛门皮肤间纤维组织增生，从而形成瘘道。

## 38. 肛周炎是怎么引起的?

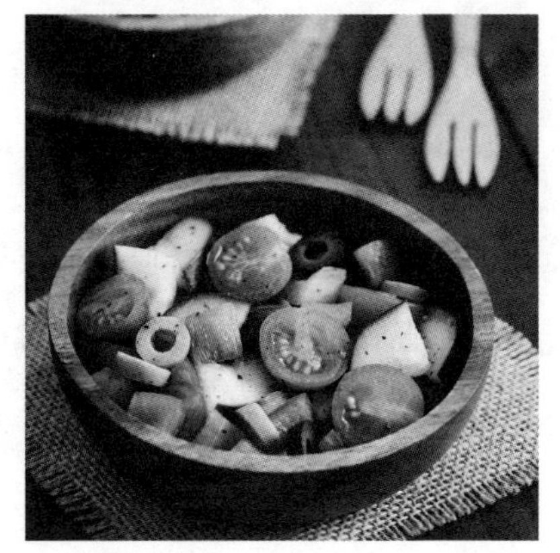

肛周炎可能是肛门周围的皮肤有了炎症，是由不同种原因引起的。

（1）如果平时不注意肛门周围的卫生，排便以后不清洗，长时间刺激肛门就会引起皮肤红肿瘙痒，导致炎症发生，形成肛周炎。

（2）慢性的肠道疾病会使大便内含有细菌的情况发生，在排便的时候感染到肛门周围也会引起肛周炎。

（3）身体抵抗力降低，吃了容易引起过敏的食物，也会出现肛门周围瘙痒，从而引起肛周炎。

肛周炎要及时治疗，若治疗不及时，会造成便秘，引起肛裂甚至是痔疮。

平时不要用手去抓挠肛门，饮食要清淡一点，不要喝酒、吃辣椒，防止刺激炎症加重，穿宽松纯棉的内裤，可以促进血液循环，帮助疾病恢复，改掉长时间坐着的生活习惯。

## 39. 肛周脓肿是什么原因引起的?

（1）感染：大肠埃希菌是肠道内的主要细菌，所以也是肛周脓肿的主要感染菌。

（2）抵抗力低：过度疲劳、年老体弱、睡眠不足、糖尿病、白血病、结核病和艾滋病患者的抵抗力下降，容易发生肛周脓肿；或过食辛辣、饮酒、吃海鲜时，都可诱发肛窦感染，形成肛周脓肿。直肠癌患者也可发生肛周脓肿。

（3）肛腺感染：齿状线附近有类似于口袋的肛窦，肛窦呈漏斗状，开口（大口）向上，下连肛腺口，直肠下部肛门附近有竖行皱襞，好像照相机暗箱上自由伸缩的蛇腹一样。粪便从此处通过时，无论怎样，肛门齿状线上方的肛窦内都会有细菌残留。如果仅仅如此还好些，但蛇腹的凹陷处还有向上开口的小袋即肛窦，这样肛窦里更容易积存粪便。肛窦里有肛腺的开口，肛腺分泌的黏液通过腺管流入肛窦。当肛窦被感染发炎后（肛窦炎），炎症沿肛腺口逆行到肛腺，使肛腺水肿、发炎（肛腺炎）。炎症继续发展，由腺组织经血管、淋巴管侵入周围组织，成为肛周炎，即肛周脓肿的前期。炎症进一步扩展，最终成为肛周脓肿。

可以看出，在肛周脓肿的发病过程中，感染菌是罪魁祸首，肛窦是肛周脓肿的门户，而肛门直肠周围间隙是孕育脓肿的温床。

## 40. 肛瘘是什么原因引起的?

西医学认为肛瘘是肛周脓肿的后遗症，其发生的原因主要有以下几种。

（1）肛周脓肿：是形成肛瘘的最主要原因，95% 以上的肛瘘皆由此引起，系由污染粪便滞留肛隐窝产生肛腺炎引起。

（2）直肠肛门损伤：由外伤、吞咽骨头、金属、肛门体温表、肛门镜检查等损伤肛管直肠，细菌侵入伤口引起。

（3）肛裂：肛裂反复感染可并发皮下瘘。

（4）会阴部手术：内痔注射过深误入肌层或手术后感染，产后会阴缝合后感染，前列腺、尿道手术后感染等，均可波及肛门直肠引起脓肿及肛瘘。

（5）结核：以往结核病并发结核性肛瘘者甚多，高达 26.9%。

（6）溃疡性结肠炎：英、美报道溃疡性结肠炎并发肛瘘者占 8.4% ~ 13.0%，日本约占 15.4%。

（7）克罗恩病：克罗恩病伴发肛瘘者高达 14% ~ 76%。

（8）肛管直肠癌：侵及深部者常并发肛瘘。

（9）血行感染：患糖尿病、白血病、再生障碍性贫血等病者，因机体抵抗力降低，常由血行感染引起肛瘘。

## 41. 中医学认为肛瘘的病因是什么？

中医学认为，肛瘘的形成多为肛门周围脓肿破溃后治疗不当，余毒未尽，蕴结不散，血行不畅或外感风、热、燥、火、湿邪，过食肥甘引起肺脾两虚等所致。

## 42. 肛瘘是细菌感染引起的吗？

一般情况下，肛瘘是由细菌感染引起的。由于感染的菌种较多，我们把肛瘘分为两种类型，一种是由大肠埃希菌、溶血性链球菌感染引起的，称为非特异性肛瘘；另一种是由结核杆菌、梅毒螺旋体、放线菌引起的，称为特异性肛瘘。两种肛瘘病因不同，症状和治疗方案也不同。

## 43. 婴幼儿肛瘘是如何引起的？应如何治疗？

相对而言，儿童肛瘘较少，但出生后 3 个月内的婴儿及未满周岁的幼儿也常会出现肛门肿痛、化脓并形成肛瘘。因与成人肛瘘的病因和临床特点有所不同，故称为婴幼儿肛瘘。目前对婴幼儿肛瘘的病因认识尚有争议，有人认为婴幼儿肛瘘与雄性激素有关，也有人认为是由于婴幼儿皮肤娇嫩，用尿布过硬或便后擦手纸等不小心擦伤皮肤而引发。

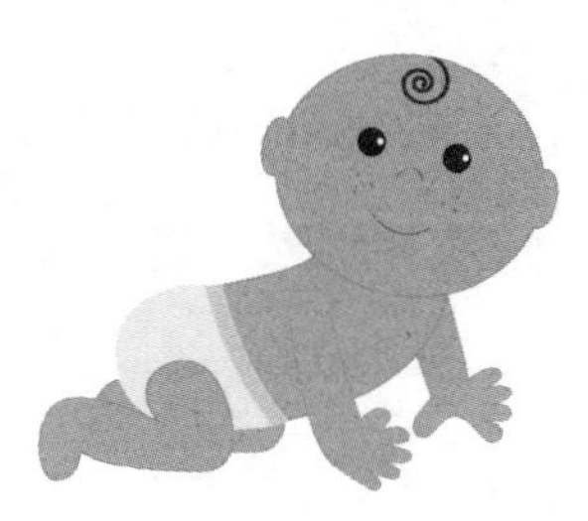

由于小儿肛瘘管道较短浅，排脓后症状可很快减轻，多数可自愈，部分患儿随年龄增长而自愈。因此，一般主张采取保守治疗。一旦发生婴幼儿肛瘘，应及时对症处理，如每日清洁肛门并坐浴，使用柔软的尿布，并适当使用抗生素及外用消炎药膏控制和减少脓肿的发生和发展，加速自愈。对反复发作不能自愈的患儿，要等到其能承受手术时择期进行手术治疗。手术年龄以 5 ~ 10 岁为宜。

## 44. 为什么说肛腺感染是肛周脓肿形成的罪魁祸首?

所谓肛腺是一种连接肛窦下方的外分泌腺体。齿状线附近有类似于口袋的肛窦，肛窦呈漏斗状，开口向上，下连肛腺口，直肠下部肛门附近有竖行皱襞，好像照相机暗箱上自由伸缩的蛇腹一样。粪便从此处通过时，无论怎样，肛门齿状线上方的肛窦内都会有细菌残留。如果仅仅如此还好些，但蛇腹的凹陷处还有向上开口的小袋即肛窦，这样肛窦里更容易积存粪便。肛窦里有肛腺的开口，肛腺分泌的黏液通过腺管流入肛窦。当肛窦被感染发炎后形成肛窦炎，炎症沿肛腺口逆行到肛腺，引起肛腺感染，使肛腺水肿、发炎后形成肛腺炎。炎症继续扩散，由腺组织经血管、淋巴管侵入周围组织，成为肛周炎，即肛周脓肿的前期。炎症进一步扩展，最终成为肛周脓肿。

可以看出，在肛周脓肿的发病过程中，肛腺感染是罪魁祸首。

## 45. 为什么婴幼儿也会发生肛周脓肿？

关于婴幼儿易发生肛周脓肿的问题，目前有两种观点。一种观点认为与尿布等擦伤肛周皮肤有关。我国著名小儿肛肠外科专家张金哲先生认为，婴幼儿的皮肤娇嫩，又易于腹泻和便秘，如肛周皮肤被尿布或硬便擦伤，或腹泻时细菌进入肛窦，就容易导致肛周感染，发生肛周脓肿。通过指导新生儿母亲换用软的尿布，不用硬纸擦便后，婴幼儿肛周脓肿的发生率大为减少。另外，婴幼儿肛周脓肿多发生在两侧，不与肛门相通，而成人肛周脓肿多发生于后侧，与肛门相通。

另一种观点认为与性激素特别是雄性激素有关。日本一位叫高月晋的小儿泌尿科兼皮肤科医生发现，出生后 3 个月以内的由身体健壮的母亲所生的男婴更容易发生肛周脓肿，据此他推测这可能与从母体携带的性激素较高有关。之所以说婴幼儿性激素较高，其依据是婴幼儿出生后有一过性的外生殖器肥大，外阴肤色较深，有的女婴有少量月经，与激素影响有关的痤疮等的发病率也较高，发生肛周脓肿或肛瘘的婴幼儿多并发身体他处的痤疮。皮脂腺和肛门腺都受到来自性激素特别是雄性激素作用的影响，故性激素高时，皮脂腺和肛门腺分泌也旺盛，而皮脂腺和肛门腺分泌较多时又易于被细菌感染。皮脂腺和肛门腺受雄性激素的影响更大，故男婴更易发生肛周感染。

## 46. 夏季为什么容易发生肛周脓肿?

（1）夏季气温较高，休息、睡眠时间相对减少，身体易于疲劳，食欲也相对不好，人体抵抗力降低，为肛周感染的发生提供了一定的基础。

（2）夏季食物容易变质，一旦人们误食变质食物后易发生急性菌痢、急性胃肠炎等疾病，出现腹泻、腹痛，导致肛腺感染，引起肛周脓肿。

（3）夏季出汗较多，大肠对水分的吸收代偿性增强，胃

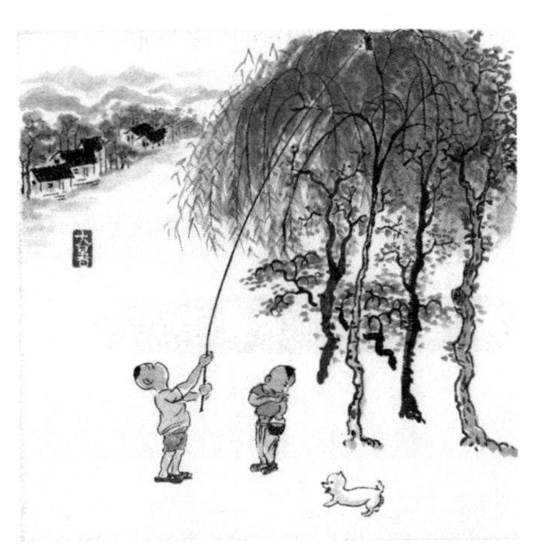

肠蠕动减慢，粪便易于干结，导致排便困难，有时会擦伤肛管皮肤黏膜特别是损伤肛窦，导致感染化脓。

（4）夏季天气炎热，出汗较多，肛门部位较潮湿，也会增加肛周感染的机会。

中医学认为，夏季暑湿之邪气较盛，机体内的火气较旺，内外合邪，容易导致肛周脓肿的发生。

## 47. 肛周脓肿有哪些症状？

肛周脓肿也就是我们常说的肛门脓肿，一般是肛门周围的肛腺感染导致的，以肛门周围皮下组织脓肿最为常见，一般位置比较浅，局部症状比较明显，多以疼痛、肿胀、局部压痛为主要症状。疼痛主要表现为肛门局部周围的持续性跳痛，在排便、局部受到刺激后，疼痛会加重。患者会因为疼痛而不能坐，甚至走路困难。肛周脓肿早期会出现局部的发红、发硬等比较明显的表现。还有脓肿比较深的人，一般会出现全身症状。早期会出现发热、乏力、恶心、呕吐等症状。肛门周围还会有持续性胀痛，甚至会出现排尿困难、里急后重等表现。较大的脓肿如果不及时治疗，甚至会形成肛瘘。

## 48. 低位肛周脓肿有何特点?

一般来讲，低位肛周脓肿是发生在低位间隙的浅部脓肿。其特点是局部红、肿、热、痛症状明显而全身症状轻或无，脓量相对少，容易确诊。之所以这样，是因为低位间隙比较表浅，一旦感染化脓，外表就能看到，所以局部症状明显；另外低位间隙体积小，有的只是高位间隙的几分之一，即使感染化脓，对全身的影响也小得多，所以表现为全身症状轻或无。在临床上低位肛周脓肿的发病率远高于高位肛周脓肿。

## 49. 高位肛周脓肿有何特点?

高位肛周脓肿是发生在高位间隙的深部脓肿，在临床上特点是发热、恶寒、排尿困难等全身症状重，局部症状不明显，位置较深，脓量相对较多，早期诊断相对较难，常被患者误认为感冒或尿潴留而就诊于内科或泌尿外科。

## 50. 肛窦炎的症状有哪些?

（1）肛窦炎发作时出现间歇性刺痛，有时伴灼热下坠感或异物感。有时肛门部位呈持续性疼痛，排便时因粪便压迫肛窦使疼痛加重。如果肛门内括约肌受到刺激而挛缩，则疼痛加剧，有时可波及臀部及股后侧。

（2）炎症刺激导致有肛门坠胀或排便不尽等感觉。

（3）有时可有少许黏液于便前流出，或便中混有少量血丝。

（4）肛门潮湿瘙痒。

## 51. 肛周毛囊炎有哪些症状?

肛周毛囊炎初发于毛囊口，有针尖至绿豆大小的红色小丘疹，顶端形成一个黄白色小脓头，周围有炎性红晕，中心有毛囊贯穿，丘疹较多，散在分布，互不融合，瘙痒明显，痛感较轻。经过数天，脓头破溃，排出少量脓液渐愈。如反复发炎，迁延不愈，则转为慢性毛囊炎。

## 52. 肛周坏死性筋膜炎症状有哪些?

临床上如发现患者有寒战、高热等全身症状，伴有局部皮肤出现疼痛、水疱、血疱或青紫，继而有广泛的皮肤筋膜坏死，应引起重视，这很可能是肛周坏死性筋膜炎。

## 53. 肛周坏死性筋膜炎临床特点有哪些?

本病临床特点：①组织坏死，临床上需要鉴别蜂窝组织炎和肌炎；②进展迅速，手术前预示扩展范围难；③缺乏明显的坏死；④全身毒性表现严重；⑤局部不一定有水肿、红斑、大疱、黑点和捻发音；⑥很多患者有全身虚弱性疾病；⑦因感染发展，引起感染性休克，死亡率达 74%。

## 54. 肛周坏死性筋膜炎临床表现有哪些?

急性坏死性筋膜炎发病急，进展快，范围广，死亡率高，达 74%。大多继发于腹部或会阴部创伤或手术后，有时也可发生于肢体轻微创伤后，均于外伤或术后 3 ~ 4 天发病。早期常为外阴部及肛周的不适或疼痛，伴有寒战、高热，体温高达 41℃，个别患者神志恍惚、反应迟钝、不思饮食，有毒血症或脓毒血症等全身症状，可迅速引起中毒性休克。

患处皮肤红肿、疼痛，之后由于局部末梢神经坏死致感觉减退或消失，似皮革样僵硬，无波动感，并常出现水疱和血疱，青紫褐黑、坏死。周围有广泛的潜行皮缘，色苍白，有血性浆液渗出或脓液，气味恶臭。需氧菌和厌氧菌混合感染者，压之有捻发感，皮下的捻发音在 50% ~ 60% 的患者中常可见到，这可与气性坏疽相鉴别，后者的特点为广泛性肌坏死。深部组织细菌培养或者血培养阳性。由于厌氧菌培养需要特殊条件，在基层医院或急诊情况下难以开展，影响其阳性率。术中切开发现皮下浅筋膜坏死广泛而肌肉正常，便可明确诊断。早期诊断还可进行病理检查，其特点为皮肤、皮下脂肪、浅深筋膜凝固性坏死，周围组织呈非特异性炎细胞浸润，血管壁呈纤维蛋白样坏死。

## 55. 肛周化脓性大汗腺炎症状有哪些？

本病好发于青春期后，常发生于身体健康、皮肤油脂过多而有痤疮的青壮年。初起在肛周会阴部、阴囊区皮内或皮下，单发或多发，大小不等，为位置与汗腺、毛囊一致的炎性索条状痛性硬结、脓疱或疖肿，高出皮肤，微红、肿胀，可成群出现，或与邻近小硬结连成一片。硬结化脓后自行破溃或行手术切开，流出稠厚有臭气的分泌物，破溃处为瘘口，形成瘘管和溃疡，红肿疼痛，皮肤逐渐增厚、变硬，色素沉着，色暗紫，瘘口处瘢痕多，纤维收缩使皮肤下陷，臀部病变凹凸不平。但病变仅位于皮下，不深入到内括约肌，若脓液破入皮下，炎症向深部蔓延，可突然发热，白细胞增多，局部肿痛加重，皮下广泛坏死，皮肤溃烂，可扩展到肛周、阴囊、阴唇、臀部、骶尾部、会阴部。晚期可出现贫血消瘦，并发内分泌和脂肪代谢紊乱。

## 56. 肛门周围蜂窝组织炎症状有哪些?

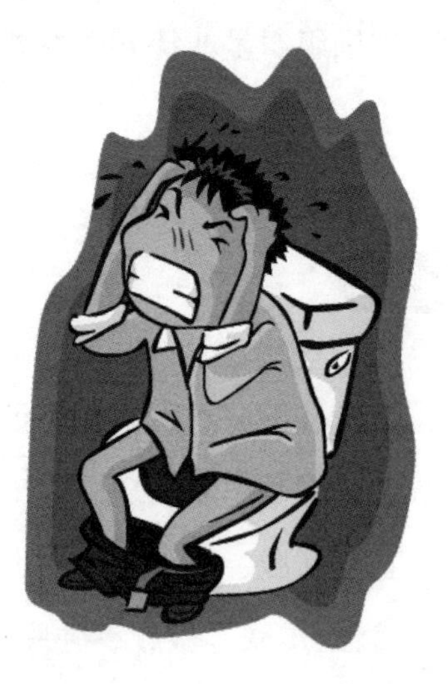

常因致病菌种类、毒性不同和发病部位、深浅不同，临床症状也不同。

自觉发冷，体温升高，虚脱，有时有败血症症状，肛门直肠沉重，感到疼痛和里急后重，以后局部弥漫性肿胀，发展较快，痛剧。表浅炎症者，局部明显红肿热痛，并向四周迅速扩大，病变区与正常皮肤无明显分界，中央部分因缺血发生坏死。深部炎症者，局部红肿多不明显，只有水肿和深部压痛，但全身症状严重，表现为高热寒战、头痛、乏力、白细胞增多。直肠周围炎症常有带血腥味脓液由肛门流出。男性可能排尿困难。由大肠杆菌、厌氧性链球菌、类杆菌和多种肠道杆菌所感染的，症状较轻，体温并不太高，会阴部、腹部红肿，皮下有气肿，按之有捻发音，蜂窝组织和筋膜坏死，脓液恶臭，又称捻发音性蜂窝组织炎。本病易与丹毒和急性坏死筋膜炎相混淆，应注意鉴别。

## 57. 肛瘘的形成经历了哪几个阶段?

在各种致病因素的作用下，肛瘘的形成大致经历以下过程。

（1）肛窦肛腺感染阶段：最初为局部炎症，继续发展，炎症则向肛门周围蔓延。

（2）肛门直肠周围发炎阶段：因炎症未能得到有效控制，发展到肛门直肠周围的组织间隙之中。

（3）肛门直肠周围脓肿阶段：肛门直肠周围组织间隙炎症导致化脓，局部出现红肿热痛四大特征。

（4）瘘管形成阶段：肛门直肠周围脓肿破溃或手术切开

排脓后，肉芽组织增生，脓腔逐渐缩小，最后形成结缔组织硬壁管道，中间遗留之空隙即为瘘管。

## 58. 为什么肛周脓肿破溃或切开引流后容易形成肛瘘?

肛周脓肿破溃或切开引流后形成肛瘘的原因有三：①原发感染在肛窦内口继续感染，直肠内容物不断进入。②慢性炎症刺激和反复感染，脓腔形成纤维化管壁，管道弯曲狭窄，引流不畅。③肛周支持组织，特别是括约肌收缩使管道排脓不畅，沿括约肌间隙蔓延而成。

## 59. 何为肛瘘的内口、瘘管和外口?

肛瘘一般由内口、瘘管和外口三部分组成。

（1）内口：即肛瘘与肛管直肠相通的地方。内口一般只有 1 个，少数可有 2 个或 2 个以上。

（2）瘘管：瘘管是连接内口和外口之间的管道。管道长且分支多时，往往把主要的、直行的、直接与原发内口相连的管道称为主管，而把离内口较远的分支管道称为支管。一般肛瘘管壁由非特异性炎性肉芽组织构成，壁外层有大量纤维组织，瘘管组织内有时可见异物。

（3）外口：外口是瘘管通向肛周皮肤的开口。有的肛瘘可以无外口，也可以有一至数个外口。

但并非所有的肛瘘都有内口、瘘管和外口。有的肛瘘内口不通，被称为“内盲瘘”，有的肛瘘无外口，被称为“外盲瘘”。

## 60. 肛门周围有个洞口，反复流脓是什么病?

这种情况在临床上称为肛瘘。这种病的特点是溃口溢脓后自行愈合，然后几个月或半年后再次破溃、溢脓，反复发作。这种病往往有肛周脓肿的病史，脓肿自然破溃或切开引流手术后，可以形成肛瘘。

## 61. 肛瘘外口为何有粪便和气体排出?

肛瘘是肛管与肛门周围皮肤相通的管道。排便和排气时粪便和气体有可能进入管道内口，并从外口排出。

## 62. 肛瘘和窦道是一回事吗?

肛瘘和窦道不是一回事，二者虽然都是感染破溃后形成的管道，然而肛瘘是由内口、瘘管和外口三部分组成。窦道没有内口，只在体表有一个外口和通向体内深部组织的管道。二者形成过程也不同，肛瘘是由内口感染，向外发展，最终在肛门旁开口，是由内向外的发展。窦道是细菌通过皮肤引起深部组织感染而成，是由外向内的发展。

## 63. 肛周脓肿和肛瘘是一回事吗?

二者不是一回事，但是一个疾病的两个不同阶段，也可以理解为肛瘘是肛周脓肿的后遗症。肛周脓肿是肛门周围软组织感染化脓后形成的脓肿，肛门的周围发现脓肿，有指甲盖大小，做手术之后回家护理，伤口未痊愈，会有肛瘘的情况。所以肛瘘是肛周脓肿治疗不当或自行破溃后形成的通向直肠内外、慢性的感染性的瘘管。也就是说肛瘘有外口、有内口和中间的一个瘘管，内口在肛管里边，外口在肛门周围，皮肤中间有一个通道，这就是肛瘘。

## 64. 肛周肿块疼痛一定就是肛周脓肿吗?

肛周肿块引起疼痛的疾病很多，除了肛周脓肿外，还有肛周皮下的毛囊炎、肛周化脓性汗腺炎、血栓性外痔、肛周会阴部急性坏死性筋膜炎等。

（1）肛周皮下的毛囊炎：为化脓性细菌感染所导致，肿块较为表浅，周围皮肤焮红，肿块中心处有一白色脓栓，易溃易敛，破溃后不会形成肛瘘。

（2）肛周化脓性汗腺炎：由肛周皮下汗腺化脓感染所致，可与聚合性痤疮、穿凿性毛囊炎同时存在，称为毛囊闭锁三联征。病变浅而范围广，皮肤增厚，色素沉着，并有广泛性炎症和瘢痕形成，溃口间皮下彼此相通，呈穿凿性改变。

（3）血栓性外痔：二者都表现为肛周局部的疼痛，坐立难安，但是血栓性外痔是由于静脉破裂出血导致血栓在皮下瘀积，形成肛缘部的暗紫色肿块，异物感明显，位置一般更靠近肛门口，同时没有高热、寒战等全身不适症状。发病前通常有一定明显的诱因，例如搬动重物、用力排便等，通过病史的询问及专科检查可以鉴别。

（4）肛周会阴部急性坏死性筋膜炎：是肛肠科的急危重症，死亡率高达60%以上。对于有基础疾病（例如糖尿病、肝硬化及恶性肿瘤等）

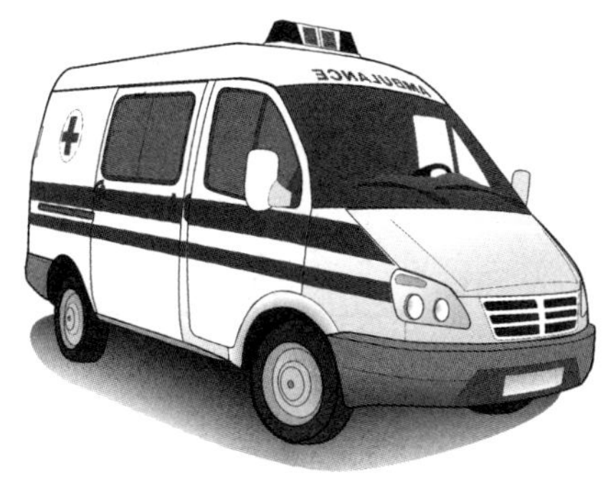

的患者，若肛周脓肿的感染不能得到有效的控制，则会引发皮下组织及筋膜组织坏死，演变为坏死性筋膜炎，导致中毒性休克、DIC 或多脏器功能衰竭等，危及生命。

## 65. 得了肛周脓肿一定要就医吗?

肛周脓肿的首选治疗方法就是手术治疗。通过手术彻底探查脓腔，切开引流，达到缓解局部疼痛、减轻痛苦、控制感染的目的。部分患者自行口服抗生素来控制症状，但盲目、不正确的“消炎”，反而会延误治疗，导致脓肿的处理更加棘手。因此，得了肛周脓肿后，一定要及时就医，经专科医师评估后明确是否行急诊手术或择期手术。

## 66. 肛周脓肿破溃后还需要就医吗?

部分患者在肛周脓肿破溃后，局部的症状可以得到明显缓解，便不去就医。但是对于范围较大的肛周脓肿来说，局部自然破溃的小口是无法起到有效引流的目的。若无法得到充分的引流，局部的肿痛仍会再起，甚至导致感染范围进一步播散，加重病情，引起马蹄形脓肿或高位肛周脓肿，对于有严重内科基础疾病的患者，还存在诱发坏死性筋膜炎的可能，危及生命。因此，肛周脓肿破溃后仍然需要找专科医师就诊。

## 67. 肛周脓肿就是肛瘘吗？

简单来说，肛周脓肿和肛瘘其实可以算是同一种疾病的不同阶段，一个是急性期，一个是慢性期，肛瘘是由肛周脓肿转化而来的。

肛周脓肿和肛瘘都是由于肛门直肠周围软组织间隙发生感染而导致的。在临床上，肛周脓肿是一种以急性发作、并且伴有肛周持续性疼痛及红肿发热为特征的疾病。急性期的肛周脓肿，如果不及时治疗，则可能会转变成肛瘘。而肛周脓肿形成肛瘘的主要原因是有炎症残留。如果有炎症残留，就很容易引起反复的感染、刺激，形成瘘管。

## 68. 肛门直肠周围脓肿与肛瘘都有什么表现？

肛门直肠周围脓肿是肛瘘的前驱病变，患者患上肛门直肠周围脓肿后，如果脓肿发生了破溃或患者利用手术将脓肿刺破、引流，后期即可演变为肛瘘，两者的症状和表现有各自的特点。脓肿的病发有一定过程，一开始患者会感觉肛门部位出现刺痛或是坠痛，用手可摸到一个硬块，按压时会感到压痛。随着病情发展，硬块会逐渐变大，患者所感受到的疼痛也会加剧，三到五天之后，相应部位即会形成脓肿，患者也会出现发热和畏寒等症状，脓肿过大或受到外力会发生破裂，脓液会排出，脓液排出后不适症状会缓解。脓肿的脓液排出之后，如不及时处理，就可能形成肛瘘。肛瘘的症状多为流脓、疼痛和瘙痒。患者的肛瘘形成初期，流出的脓液较多，且气味较臭，随着时间推移，脓液会逐渐减少。肛瘘处的脓液若流出不顺畅，可再次形成脓肿，引发疼痛和肛门坠胀的感觉。此外，由于患者的肛瘘处经常有分泌物出现，刺激肛门周围的皮肤，患者会出现皮肤刺痒、瘙痒的感觉，甚至可诱发湿疹。

## 69. 肛周囊肿和肛周脓肿是同一种病吗?

肛周囊肿没有明显的疼痛感，而肛周脓肿则会出现疼痛并可能出现发热、发红的症状。肛周囊肿在正常情况下是不会有特别明显的症状的，也感觉不到明显的痛感，囊肿周边比较光滑，囊肿中充满了水，边界十分的清晰。虽然没有痛感，但是也会感觉到有一定的肿胀感。而肛周脓肿则不同，肛周脓肿通常会有痛感，如果炎症较为严重的话，痛感则会更清晰，尤其在触碰的时候。除了疼痛感以外，还会感觉红肿发热，如果去医院做穿刺的话，能够抽出脓液。

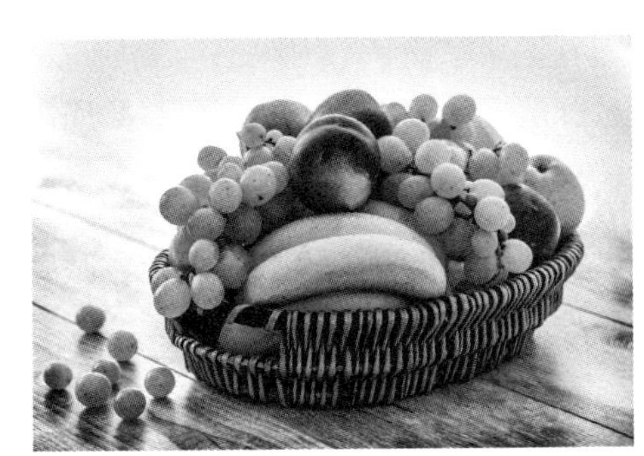

一般来说长期患有肛周囊肿，若没有及时地进行治疗，就会慢慢发展成肛周脓肿。而一旦发展成脓肿，想要治疗就必须动手术。在进行手术切除治疗时，一定要完整切除，否则后期还易复发。在治疗期间要注意，饮食上避免辛辣的食物，不要吃太油腻的东西。尽量多吃蔬菜、水果、清淡的食物。还要注意休息，不能长期熬夜，含有咖啡因的饮料在治疗期间尽量不要喝，比如咖啡、浓茶等，碳酸饮料也尽量少喝。

## 70. 如何判断是火疖子还是肛周脓肿?

肛周脓肿和火疖子不是一回事。因症状相似，绝大多数人将肛门部的疖子和肛周脓肿混为一谈，认为肛周脓肿就是火疖子。相同点：二者都是由细菌引起的感染性疾病，均可导致感染部位化脓，形成脓肿，都有红、肿、痛。不同点：

人们通常所说的疖子是毛囊及其所在皮脂腺的急性化脓感染，部位比较浅，一般多长在皮里肉外，范围较局限，约 1cm 大小，中央有脓栓，出脓后就愈合了，一般无全身症状，无后遗肛瘘。而肛周脓肿是肛门直肠周围组织及其间隙急性化脓感染发展成为脓肿的结果，发病急骤，疼痛剧烈，伴有全身症状，若没有及时有效的治疗，脓肿容易扩散，破溃后易形成肛瘘，或治疗不恰当或方法不正确也容易形成肛瘘。肛瘘大多数是由肛腺感染引起的，少数由皮肤感染引起。位置比疖子深，是从肠里向外感染的，继而化脓，多数是与直肠相通的。肛瘘在任何年龄均可发病，但以 20 ~ 40 岁青壮年多见。

## 71. 肛周脓肿不治一定会变成肛瘘吗?

肛周脓肿破溃或切开后，脓汁流出来，疼痛减轻或消失，但留下了脓腔和外口，经久不愈，形成肛瘘。

脓汁排出后肛周脓肿暂告一段落，患者疼痛缓解，但不要高兴得过早，肛门直肠周围形成的脓肿，大部分会发展成肛瘘。因为直肠内肛窦是病灶的入口、感染的门户，是肛瘘的内口，其形态特点很容易使粪便积聚。一次炎症消退后，因粪便再次积聚，粪便中含大量的细菌使炎症极易复发。脓肿自然破溃排脓也好，切开排脓也好，脓汁引出后，都会留下脓腔和瘘道，从表面上看切口闭塞、脓腔变小，好像已经治愈了，可是实际上内口和瘘道不可能消失，为肛瘘留下了病根。炎症复发、脓腔形成、脓汁排出，反反复复，脓汁可以从原来的破溃口排出，也可以另觅他径，反复发作形成多个瘘道，严重时肛门周围就像大树根一样，最后简单性肛瘘演变成复杂性肛瘘。

## 72. 为什么肛周脓肿有的局部红肿，有的不红肿?

肛周脓肿多由细菌感染而诱发，可出现肛门红肿、胀痛等症状，有低位脓肿和高位脓肿之分。因为肛周脓肿是肛周急性感染性疾病，是否红肿与脓肿所在部位有直接关系。低位脓肿的特征是脓肿部位浅，范围小，以局部表现为主，局部红肿、胀痛症状明显，局部皮肤发红或暗红色，但无发热症状。而高位脓肿则以全身表现为主，脓肿部位深，感染范围大，发热、恶寒、乏力等全身表现明显，肛门局部看不到红肿症状。因此，肛周脓肿有的局部红肿，有的不红肿。

## 73. 什么是肛门直肠狭窄?

肛管腔道变窄以致大便形状变细或排便困难，肛门疼痛或腹胀，甚至肠梗阻者，称为肛门直肠狭窄。

## 74. 肛门直肠狭窄症状有哪些?

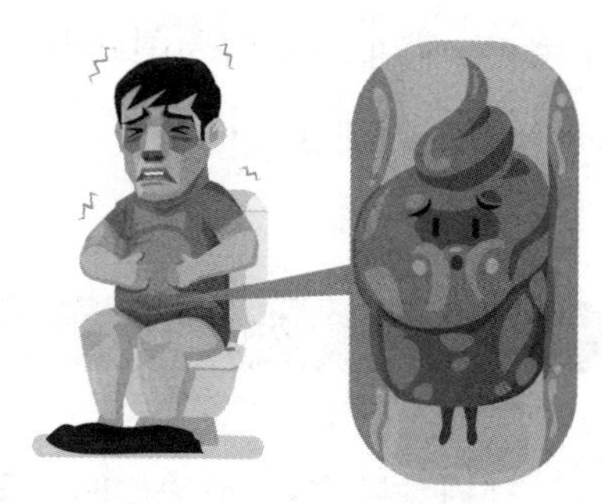

（1）排便困难：由于肛门狭窄，缺乏伸缩性，使较硬或较粗的粪便不易通过，且粪便变形。服泻药后，粪便成扁形或细条状，较易排出，但仍可有排便不畅感。

（2）疼痛：可因不能排出粪便而小腹隐痛，亦可由于排便困难，努挣后肛管裂伤而致肛门疼痛。

（3）出血：多由于排便时肛管皮肤裂伤，或粪便擦伤肛管直肠黏膜而致，血色鲜红。

## 75. 什么叫肛门失禁?

肛门失禁是指肛门失去控制粪便、液体、气体能力的一种疾病。发生肛门失禁时，粪便等肠内容物经常流出肛外，污染衣裤，影响生活和工作，患者十分痛苦。

## 76. 肛门失禁分为几类？

根据失禁的程度，可分为不完全性失禁和完全性失禁。不完全性失禁是指肛门能控制干便，不能控制稀便和气体的排出。完全性失禁则对干便、稀便及气体的排出都无法控制。

根据失禁的性质可分为运动性失禁和感觉性失禁。运动性失禁主要是指肛门括约肌、肛提肌损伤导致的失禁。感觉性失禁是指肛门周围的肌肉未受损伤，但由于肛管和直肠下段黏膜缺损，出现感觉障碍而导致肛门失禁。

## 77. 肛肠病的发病率有多高？

①年龄：任何年龄均可发病，但以 20 ～ 40 岁人群多见，随着年龄的增加，发病率逐渐增加；②性别：女性发病率 67%，男性发病率 54%，女性比男性高 13 个百分点；③职业：久站、久坐、久行职业的人发病率高，汽车司机发病率最高约 89%，民警、售货员、理发师约 81%，机关干部、教师约 73%，而战士和中学生的患病率较低，仅为 30%。

## 78. 肛周脓肿的发病率有多高?

肛门直肠周围脓肿是肛肠科的一种常见病、多发病，发病率高，多发病于青壮年男性，农村的发病率高于城市。资料表明：男性患肛周脓肿的概率比女性要多，一般新生儿男女之比为（8 ~ 9）：1，而青壮年为（5 ~ 6）：1。因本病属于一种急性发作性疾病，故在正常人肛门直肠疾病普查中，常较难发现。1977 年全国肛肠疾病调查报告中，57297 人次中竟未发现 1 例肛周脓肿患者。据 Gabriel 统计，肛提肌下脓肿比肛提肌上脓肿为多，在 132 例肛周脓肿中，仅 3%属于肛提肌上脓肿。Mckenzie 和 Palmer 统计，肛周脓肿中，大约 50%为肛门周围脓肿，30%为坐骨直肠窝脓肿，8%为骨盆直肠窝脓肿，12%为直肠黏膜下脓肿。

## 79. 肛瘘的发病率有多高?

在肛肠病中，一般而言，肛瘘的发病率仅次于痔疮和肛裂，居第三位。1977 年，全国肛肠病普查 57297 人，其中发病人数为 33837 人，患肛瘘者 508 人，占 1.5%。国外报道的发病率比国内要高得多，肛瘘占肛肠病的 8% ~ 25%。

男性发病率远高于女性，有报道男女之比为（5 ~ 6）:1，也有报道为（10 ~ 15）:1，年龄以 20 ~ 40 岁为最多，占 70% ~ 80%。农村居民比城市居民发病率要高一倍左右，可能与生活条件和卫生习惯有关。

## 80. 溃疡性结肠炎有哪些症状?

溃疡性结肠炎症状表现可以分为肠道症状、全身症状。肠道症状可以归结为脓血便、腹痛、腹泻、里急后重四大症状。如果是重度的溃疡性结肠炎患者，可能出现纯血无便的情况。从全身症状来说，可能会引起发热，体温会在 37.5 ~ 38.5℃。患者长期的腹泻或者黏液脓血便会造成全身的营养缺失，出现贫血、低蛋白血症，甚至会出现低钾血症、低钙血症。其次还要关注患者的肠外并发症。

## 81. 克罗恩病有哪些症状?

克罗病症状表现多样，与肠内病变的部位、范围、严重程度、病程长短及有无并发症有关。典型病例多在青年期缓慢起病，病程常在数月至数年，活动期和缓解期长短不一，交替出现，反复发作中呈渐进性进展。少数急性起病者可有高热、毒血症症状和急腹症表现，整个病程短促，腹部症状严重，多有严重并发症。偶有以肛门周围脓肿、瘘管形成或关节痛等肠外表现为首发症状者，腹部症状反而不明显。

## 82. 哪些肛肠病节假日期间最易找上门?

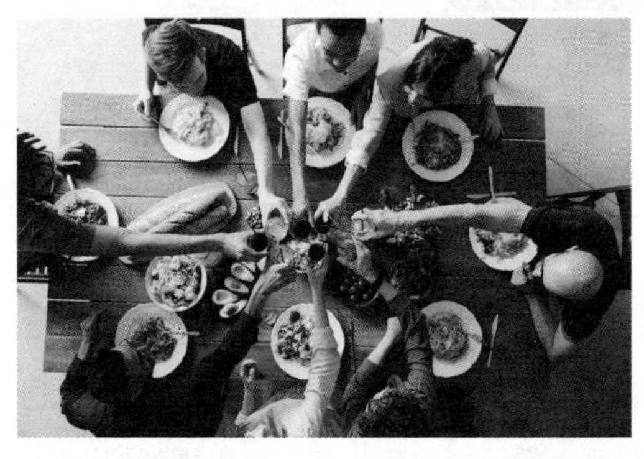

在节假日期间，很多市民忙于聚会应酬，再加上作息时间不规律，使得肛肠病患者发病数量较平时有所增加，急性痔疮、肛周脓肿等肛肠疾病已经成为了新的节日病。其中痔疮占第一位，占正常人的90%以上。痔疮主要有三大临床表现，即便血、痔核脱出和肛缘皮赘。便血为早期症状，血色鲜红，可手纸带血，滴血严重时可喷血，不与粪便相混，一般无疼痛，这一点很重要，可与癌症相鉴别。肛周脓肿是一种常见的肛肠疾病，发病率高，且危害严重，若治疗不恰当或方法不正确容易形成肛瘘、败血症等严重病症，甚至危及生命。一旦出现便血、疼痛等症状，应及时前往正规医院进行诊断治疗，以免病情恶化，贻误治疗时机。

## 83. 如何判断自己是否得了肛周脓肿或肛瘘?

一般来说，任何疾病的发病都有一个过程，但肛周脓肿多数发病较急，往往不经意间已发现肛周长了一个“小脓包”，触摸觉得有点疼痛，并且症状越来越重。有部分患者认为是自己火毒过盛，屁股上长了“疖子”，不以为然而任其发展。这些都是在临床工作中经常遇到的情况。因此，当你自觉肛旁突起一肿块，质硬，有触痛，以后肿痛范围扩大、变软，局部有热感，周围颜色较红时，要考虑自己是否得了肛周脓肿。而当脓肿破溃流脓时，可污染内裤。患者经常自觉肛门潮湿，有明显的分泌物，这就表明脓肿已破溃流脓了。这时你首先要考虑自己是否患了肛瘘。

【专家忠告】

如果在肛门旁边出现包块，反复肿痛、破溃、流脓，或伴有潮湿、瘙痒，同时有肛门直肠周围脓肿自行破溃或切开排脓的病史，尤其是男性青壮年或婴幼儿，基本就可以确诊是肛瘘了。由于肛瘘内口肛窦部位的特殊结构及瘘道多在肛门括约肌之间穿行的特点，使得肛瘘形成后自行愈合的机会很少。如拖延治疗，经常发作，还可使病变进一步发展，变成多发性、复杂性肛瘘，尤其少部分还可能癌变。所以当确诊肛瘘时建议尽量安排时间手术解决为好，而不是长期不管不问，以免增加痛苦甚至造成遗憾。

我们临床中所说的肛瘘是肛门直肠瘘的简称，是指发生在肛门直肠周围的脓肿破溃或切开引流的后遗病变，是肛周脓肿的下一必经阶段。肛瘘常见的症状主要有肛周间断性肿痛、流脓血、肛门瘙痒、肛周溃口、肛瘘硬结等。很多患者因为缺乏相关专业知识，发现以上诸多症状后没有及时到医院就诊，因而错过了治疗的最佳时机，加重了病情。患者一旦出现上述肛瘘症状或是类似肛瘘的症状，建议及时到医院的肛肠科或肛肠医院就诊，防止病情加重，增加治疗的难度及复杂程度。

婴幼儿感染性肛门病常由于家长护理不当，感染初期不易发觉，而得不到及时治疗，等到发现时肛周脓肿已经形成了。所以婴儿的尿布要勤换，保持肛门清洁及干爽，预防湿疹及尿布性皮炎的发生，并经常注意肛门有无异常。儿童发生腹泻及便秘要及时治疗，避免脱肛及脓肿的发生。

儿童一旦患了肛门疾病要及时就医，因为先天性肛门畸形会影响其生长发育；而肛周脓肿若不及时治疗会形成肛瘘等。而且建议患者要到正规的专科医院治疗，否则手术、术式选择不当会引起肛门松弛或狭窄等并发症，给患儿生理及心理都会造成很大伤害。

# 第二部分

# 检查——明明白白做检查

## 1. 怀疑肛瘘时可能需要做哪些检查帮助诊断？

在临床中，通常怀疑存在肛周脓肿或肛瘘，但触诊结果为阴性的情况时，需要依靠影像学检查（如 CT、磁共振、超声等）、瘘管造影术，才能更有效地评估肛瘘。一般根据具体情况来优选检查方法。

（1）视诊检查：初起在肛门周围可触及肿硬结块，质地较硬，边界不清，随病情发展肿块增大，皮色变为红色或暗红色，局部皮温增高，触痛明显。一般一周左右肿块逐渐变软，按之有波动感，为已成脓。此时患者常呈痛苦面容，被动体位，不能端坐。脓肿自行破溃或切开后可见黄白色（有时夹有绿色）脓液流出，脓液质地稠厚，带有粪臭味，脓出后局部肿胀逐渐减轻。结核性肛周脓肿则流出脓液稀薄，可夹有败絮样物。

（2）直肠指诊：肛周脓肿患者均应进行肛管直肠指诊检查，特别要注意肛窦有无压痛、硬结或凹陷，一般肛周脓肿的原发灶在肛窦部位，故常可在病变的肛窦处有明显的压痛点，局部出现硬结或凹陷，必要时可在肛管直肠指诊的同时，用另一手在肛外压迫肛周脓肿波动明显处，食指感到冲击感最明显处多为肛周脓肿的原发内口。高位脓肿由于部位深，表现可不明显，此时进行肛管直肠指诊常可明确脓肿的部位和大小。另外，指诊对于肛周脓肿与其他疾病如肛管直肠肿瘤等的鉴别诊断也具有重要意义。

（3）肛门镜检查：可发现肛周脓肿的肛内原发感染灶多在肛隐窝处，可见有充血、肿胀或有脓液溢出。肛门镜检查对于黏膜下脓肿的诊断也具有重要意义。

（4）细针穿刺抽脓：触及波动最明显处或肿胀最明显处行经皮肤穿刺或经直肠穿刺，如果抽出脓液即可确诊。

（5）经直肠腔内超声：可以观察脓腔的部位、大小、炎症波及周围组织的范围、深度及其与肛管、肛门括约肌间的关系。

（6）磁共振（MRI）和电子计算机断层扫描（CT）检查。

（7）实验室检查：如果合并全身症状、严重的潜在疾病或诊断不明确，可以行相应的实验室检查。肛周脓肿的血常规检查，可见白细胞计数及中性粒细胞计数比例增高。

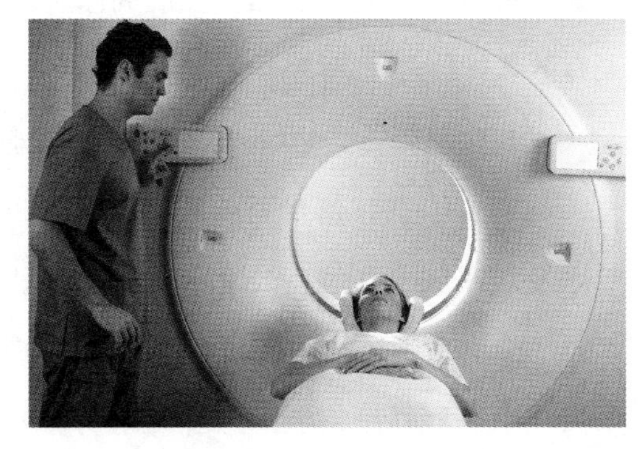

## 2. 肛瘘患者需要进行哪些检查？这些检查对判定肛瘘有什么作用？

（1）探针检查：探针检查目的是探查瘘管的行经、长度、深浅，瘘管与肛门括约肌的关系及内口的位置。

（2）内镜检查：将肛门镜或直肠镜插入肛门内，注意肛隐窝有无充血、凹陷、流脓，对可疑处可结合探针检查；对可疑克罗恩病肛瘘的患者尚需行结肠镜检查，取标本送检。

（3）亚甲蓝染色检查：常在术中麻醉后进行，瘘管注液检查更为准确。

（4）瘘管造影：用水溶性造影剂注入瘘管后摄片来确定肛瘘的管道走向、支管、腔隙大小及内口位置。此方法主要用于复杂性肛瘘，由于其病变复杂，瘘管分支多，内口难以确定，有一定的参考价值。

（5）腔内超声：直肠腔内超声可观察肛瘘瘘管的走向、瘘管与括约肌结构之间的关系，以及确认括约肌间和括约肌上深部区域的感染。高位肛瘘超声检查与手术所见符合率为80% ~ 90%，低位肛瘘符合率为50% ~ 60%。高位肛瘘与低位肛瘘超声与手术所见差别与探头频率有关，频率高近场清楚，远场不够清楚。因此，需要根据观察深度切换不同频率的探头。

（6）磁共振成像：磁共振通过三维成像，能够准确地描绘出肛瘘与肛门括约肌的关系，对肛瘘做出有效的评估。

（7）螺旋 CT：多层螺旋 CT 具有高密度分辨率，经过图像后处理、重建，可清晰显示肛瘘内口位置及与肛管括约肌、肛提肌的关系，三维重建能再现瘘管的形态及走行特点，但瘘管组织对 CT 成像有衰减效应，对严重纤维化的瘘管及与括约肌、盆底肌肉的关系明确较困难。有条件建议行核磁检查，核磁可准确辨别瘢痕和瘘管。

（8）病理学检查和细菌检查：如疑为结核性肛瘘，病情反复发作，久治不愈者，可取脓液做细菌学检查或手术时切取部分病变组织做病理学检查，以帮助诊断和指导治疗。

## 3. 确诊肛瘘应做哪些临床检查?

一般较单纯的肛瘘通过肛门指诊结合视诊即可明确诊断。但对于有的肛瘘特别是复杂性肛瘘，尚需做探针探查、肛门镜、亚甲蓝染色、瘘管造影、X 线摄片、腔内超声、肛周 CT、磁共振等检查，才能明确瘘管的位置、内口的所在及瘘管与肛门括约肌的关系；肛门直肠压力测定可以了解肛门直肠的功能；有时为了明确肛瘘的性质尚须做病理切片检查等。

## 4. 肛瘘术前的基本检查方法有哪些?

查体是肛瘘术前的基本检查方法，包括视诊和触诊，可分辨出简单性或复杂性肛瘘，可明确简单性肛瘘内口的位置及走行，但对复杂性肛瘘的内口位置及走行的明确诊断率较低。

（1）视诊：观察肛门周围情况，多数患者可在肛旁发现瘘管的外口。外口可开放，也可闭合；可有单个，也可有数个；有的呈炎性肉芽组织增生，乳头状隆起，有的虽已闭合，但呈薄状突出。从外口的形态可初步判断肛瘘的性质，如外口有结缔组织增生，呈暗褐色，多为非特殊性肛瘘，外口凹陷，不规整，皮下潜行，有溃疡和肉芽水肿，多为结核性肛瘘；外口距肛门缘较远而多发，周围皮肤有炎症浸润，又有瘢痕形成，颜色呈暗褐色，多为放射性肛瘘或化脓性汗腺炎性肛瘘；外口不规整，多在肛门缘附近，呈溃疡状，常并发肛裂，多为克罗恩病。

外口常有少量脓性或浆液性脓液分泌物流出，量多者为炎症期。瘘管尚未形成完整的管壁，或脓肿破溃不久，则脓液中混有鲜血。脓液稀薄呈洗米水样，多为结核性肛瘘；脓液黄绿色，有腐败蛋白的特殊臭味，多为大肠杆菌感染的肛瘘；脓液呈绿色，有甜臭味，应考虑为绿脓杆菌感染的肛瘘；脓液中混有均匀的米粒大小的硫黄色颗粒，多为放线菌感染的肛瘘；脓液黏稠呈糊粉状，呈乳白色，多为化脓性汗腺炎性肛瘘；脓液呈半透明胶冻状，黏液量多，应考虑肛瘘恶变或黏液腺癌；脓液中有坏死组织，呈咖啡色，有特殊的尸臭味，应注意肛瘘癌变。

（2）触诊：应了解瘘管的走向、深浅、弯直、瘘管数量、压痛情况及与括约肌的关系。在肛门周围，用右手示指从瘘管外口处向肛门内伸入常可触及皮下条索状物。直肠指诊最重要，示指插入肛管直肠，可触及瘘管在肛管直肠内的走向，了解条索状物在肛管直肠的终末端与内口的关系。一般可触到肛瘘内口呈凹陷、硬结、触痛等。做肛管直肠内外双合指诊，示指压迫肛瘘内口，拇指压迫肛瘘外口，瘘管垂直者，则内、外口均有冲击感，在直肠肛管能触到半环形条索状物，多为马蹄形肛瘘。同时要注意触及瘘管与肛管直肠环和肛门括约肌的关系。对肛门松弛或狭窄者，为判定手术后肛门功能，术前应做直肠肛门功能测定。

## 5. 寻找肛瘘的内口需要进行哪些检查?

肛瘘内口绝大多数在齿状线附近的肛隐窝处，一般符合索罗门定律。常用的检查方法有直肠指诊、探针检查法、亚甲蓝染色法、瘘管牵拉法、肛窦钩法、X线造影法，其他方法如腔内超声、CT、磁共振检查，准确率很高。

## 6. 直肠指诊对诊断肛瘘有何意义？

直肠指诊对肛瘘的诊断十分重要，有经验的医生一般靠指诊即可直接掌握肛瘘的大体情况，如瘘管的行经、位置，有无支管及有多少支管，内口的位置、数目，肛门直肠环的情况，瘘管与括约肌的关系等，而且其准确性相当高。据国外学者报告，指诊诊断肛周脓肿和肛瘘的准确性要高于肛周超声检查。

## 7. 为什么肛周疼痛要做直肠指诊检查？

引起肛周疼痛的疾病有很多，通过直肠指诊检查可了解肛周有无肿块，肿块部位、大小、波动感及皮肤温度情况。同时还可了解有无直肠肿瘤，因为直肠癌是最严重的肛肠疾病，如果没有及时诊断、及时治疗，常常会漏诊，甚至有生命危险。而直肠指诊是能够发现直肠肿瘤的最简单、最方便、最经济的检查方法。

## 8. 如何做直肠指诊检查?

直肠指诊是肛门直肠疾病最简便、最有效的检查方法。往往通过直肠指诊检查可及早发现肛门直肠的早期病变。检查时，患者取膝胸位，嘱患者放松肛门，医生在戴有指套或手套的右手示指上涂润滑油，将右示指轻轻插入肛门，进行触诊检查，了解肛管及直肠下段有无异常改变，如皮肤变硬、乳头肥大、硬结、狭窄、肛门括约肌收缩强弱；检查肛管直肠前后壁及其周围有无触痛、搏动、肿块及狭窄，并应注意

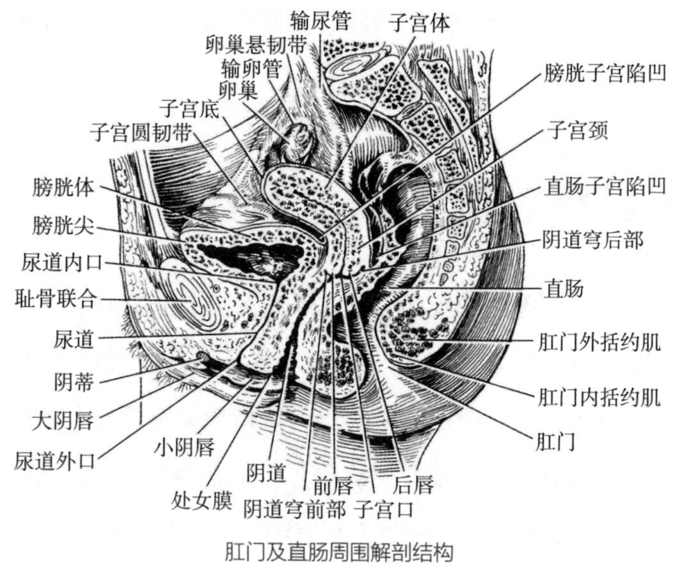


肛门及直肠周围解剖结构

肿块大小、硬度、活动性及狭窄程度。对高位的肿块可改用蹲位检查，使肿瘤下移，可扪及较高部位的直肠肿瘤。

## 9. 直肠指诊可以发现哪些病变?

直肠指诊时，可发现以下常见的肛门直肠病变。

直肠癌：在肠壁上可摸到表面凹凸不平的肿块，质硬，不活动，基底广泛，类似圆盘状，指套上染有暗红色脓血及分泌物或脱落的坏死组织。

直肠息肉：可摸到质软而可推动的肿块，基底部大小不一，边缘清楚，指套上染有血迹。

肛周脓肿：可在肛门直肠周围或直肠内摸到压痛性肿块，波动感阳性，患侧皮温增高。

肛瘘：可触及条索状物，有时在齿状线及齿状线上方可触及小硬结，即肛瘘的内口。

内痔：一般内痔柔软而不易摸到。但如有血栓形成则可触到光滑的硬结，触痛明显。

## 10. 如何做肛门镜检查?

肛门镜检查可以检测评估痔疮的程度、肛裂的情况、肛乳头病变等。此外，肛门镜检查也可以用来诊断直肠癌。肛门镜检查不需要患者做什么复杂的准备，可以在任何时间进行，且检查过程是无痛的。

在做肛门镜检查前，应先做直肠指诊，然后右手持肛门镜并用拇指顶住芯子，肛门镜头端应先涂上润滑剂，用左手拇指、示指将右臀拉开，显示肛门口，用肛门镜头部按摩肛缘，使括约肌放松。再朝脐方向缓慢插入，当通过肛管后改向骶凹进入直肠壶腹部。将芯子取出，取出后要注意芯子上有无血迹及血迹的性质，若直肠内有分泌物，可用镊子夹上棉花球擦净，然后再详细检查。查看黏膜颜色，注意有无溃疡、息肉、肿瘤及异物，再将肛门镜缓缓地向外抽出，在齿状线处注意内痔、肛乳头、肛隐窝或肛瘘内口等。

## 11. 肛门镜检查的重点是什么？

肛门镜重点检查肛隐窝有无病变，一般以筒式肛门镜最合适，可以看到齿状线的全貌，且视野清楚。观察肛隐窝处有无充血、凹陷、流脓等表现，有时据此可确定内口。建议术中对可疑的肛隐窝，用钩状探针探查，如能自行探入 5mm 以上即可证实为内口。

## 12. 肛门镜检查的临床意义是什么？

肛门镜检查目的是肛门局部查体，是肛门直肠疾病诊断、直肠癌筛查及直肠癌手术前系列检查中最基本和最重要的检查方法。因为许多肛门直肠疾病凭肛门镜检查即可早期发现。因此，对30岁以上的成人进行健康体检时，应把它列为常规检查，每年做一次。

## 13. 肛瘘患者为什么术前要做肠镜检查？

随着人们生活水平的不断提高，饮食结构也在发生改变，炎性肠病的发病率也在升高，特别是肛瘘往往是炎性肠病的外在表现。在不明确诊断的前提下，一旦要行手术治疗，切口会迁延不愈，造成不必要的麻烦，应在肛瘘手术前排除炎性肠病、肠结核等慢性病的可能，再选择恰当的手术方式进行治疗。故肛瘘患者要在术前做肠镜检查。

## 14. 肛门镜检查前准备及注意事项有哪些？

检查前准备：①检查前3天饮食宜清淡，前1天不要吃富含纤维的蔬果，检查当日禁食；②肠道清洁的方法很多，每个医院用药都不一样。应按医嘱进行肠道准备（特别是进行无痛肠镜检查者）。口服药物清洁肠道者，服药后要多饮水，最后排出大便呈清水或淡黄色，无粪渣，为最佳的肠道清洁效果；③带上血常规、凝血四项、肝炎八项及心电图报告单。

注意事项：①服药后如排出物含有粪便或粪水样液体，应及时告诉肠镜检查医护人员，以做进一步的肠道处理；②检查平均需要 15 分钟，有时因个体差异或结肠有异常情况，检查时间可能会稍长一些；③为了便于进镜或看清肠腔的黏膜形态，医生有时需要向肠腔内注入少量空气以扩张或暴露肠腔，此时受检者常感到腹胀，有解大便的感觉，不必紧张。

## 15. 做了直肠指诊之后，还需要做其他检查吗？

直肠指诊是肛肠科最为重要的检查之一，是临床医师对于疾病的初步评估。除此之外，随着现代诊疗手段的不断进步，临床医师还可以借助现代设备来辅助全面认识病情，例如肛周超声、CT、MRI 等。通过对疾病的范围、深度的评估，从而制定个体化、精准化治疗方案，减轻患者痛苦。

## 16. 如何对肛瘘患者进行探针检查？操作过程中需要注意什么？

用银质或铜质圆头探针，从瘘管外口沿瘘管走向，在瘘管内轻而缓地探入，至内口探出。在探查的同时，检查者左手示指戴乳胶手套，涂润滑剂，缓缓插入直肠，引导探针前进，触及探针的尖端，确定内口的位置。用探针探查必须注意探针前进过程中应无明显阻力、疼痛或出血，如瘘管弯曲、狭窄，有阻塞、分支等，探查时更要注意，不得粗暴强行通过，否则易造成假道或假内口。对弯曲瘘管进行探查时，应尽量用左手中指向外牵拉外口，使瘘管呈垂直状态，再行探查。瘘管内口在瘘管的中间或瘘管弯曲在 90° 以上者，探查前应将探针折成与瘘管相似的弯曲角度再行探查。如瘘管内口一时探查不通，不要强行探入，以免造成假道、假内口，从而影响治疗。

## 17. 哪种情况下可以采用亚甲蓝染色检查？

有时内口不易查清，可用亚甲蓝或甲紫溶液，用磨平的针头根部自外口注入。在注入颜色前，先用一块干纱布塞入肛门内，如纱布着色，可帮助确定内口的部位，此检查多在手术开始前进行并指导手术的进行。

## 18. 如何在术中为肛瘘患者进行注射检查？有什么意义？

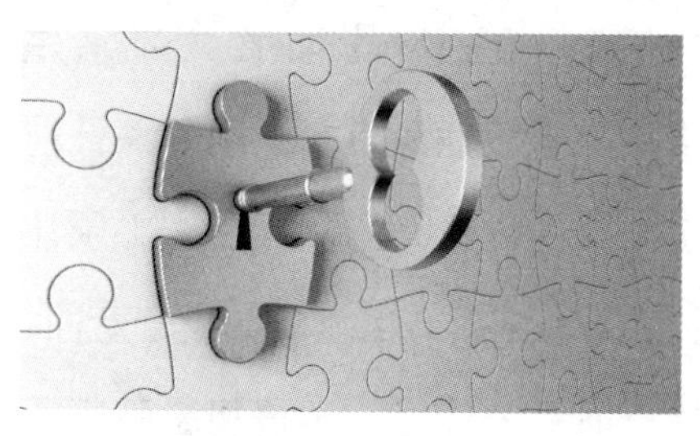

注射检查常在术中麻醉后进行。经典的注射检查是将一块纱布经肛门镜置入直肠内，从瘘管外口缓慢注入2%的亚甲蓝溶液，取出肛内纱布，如见染色，可证实瘘管的存在和确定内口的部位。一般推荐使用Gingold描述的一种注射方法。自外口向瘘管内放置一根导管，用示指加压或缝合外口，使注入的液体能沿管道向前。插入肛门镜使医生能仔细检查齿状线部位，轻轻自导管注入1%过氧化氢，观察到释放的氧气通过内口时出现的气泡。气体产生的压力足以穿过狭窄的瘘管进入肛管，而且不会造成术野污染。

## 19. 如何进行碘油造影？有何意义？

碘油造影的方法：患者清洁灌肠，在X线透视下，从外口注入造影剂（碘化油或含碘的水溶液），一面注入造影剂，一面观察瘘管的走向，即可了解病变的范围。拍片时应拍正侧位平片，此检查对疑由骨病引起的肛瘘意义很大。

## 20. 瘘管造影存在什么缺点?

（1）当瘘管较多或离主管道较远的细小分支粘连或被坏死组织堵塞时，由于显影不完全而严重影响诊断的准确性。

（2）瘘管造影不能显示括约肌，无法判断瘘管与括约肌的关系，必须靠猜测。

（3）难以辨别管道走行与肛提肌的关系，且当瘘管无外口时无法行肛瘘造影。

## 21. 什么是牵引瘘管检查法?

术前在肛瘘外口以鼠齿钳牵引瘘管，可使瘘管紧绷，这样瘘管的走行位置和数量摸起来更加清晰，术中沿紧绷的瘘管从外口游离瘘管较容易确定内口的位置。

## 22. 肛瘘术前多种影像学检查的目的是什么?

对于复杂性肛瘘来说，目前尚没有任何一种单一的影像学检查能够达到绝对的准确率，而肛瘘术前准确寻找瘘管的原发管道、内口、继发性管道及死腔，并且准确评估瘘管与肛门括约肌之间的关系、瘘管与空腔之间的关系，不仅是提高手术成功率的关键，还可以大大降低肛门功能损伤的风险。因此，在术前检查中，根据不同的病情，采取 1 ~ 2 种甚至多种影像学检查相结合，对临床医师选择合适的手术方案、提高治愈率有很大的帮助。

## 23. 肛周超声、CT、MRI 都要做吗?

对于肛周脓肿、肛瘘来说，除肛周局部的检查之外，临床医师还需要借助适当的辅助检查来帮助评估病情。随着现代影像学技术的普及，目前肛周超声、CT、MRI 已被广泛地运用到肛肠疾病的诊治中。这三种辅助检查可为评估肛周脓肿、肛瘘的范围、类型、位置提供有价值的信息。其中肛周浅表超声可以观察到局部病变的范围，联合经肛门直肠腔内超声可以明确感染的平面，但是浅表超声视野有限，操作时需局部加压，腔内超声则需借助腔内探头，部分患者由于疼痛，配合不理想。CT 与 MRI 均可以直接地显示肛管及周围组织的结构及病变，但 CT 不能分辨肛管的精细解剖结构，而 MRI 可以清晰显示肛管结构，因此目前 MRI 已作为肛周病变首选的影像学检查方法。对于浅表的肛周脓肿、肛瘘，不需要进行 CT 或 MRI 的检查，而对于深部或范围较大的脓肿、复杂性肛瘘，则需进一步参考 CT 或 MRI 的影像学检查结果。

## 24. 肛瘘患者为什么要做 CT 检查?

虽然钡灌肠造影和纤维结肠镜是肛肠病的首选检查方法，但 CT 检查在某些方面有其独特的价值。CT 不仅能显示管腔内病变，更重要的是可直接看到瘘管位置、走行、深度及其附近的组织和器官有无病变等。CT 对肿瘤的检查，其敏感性、准确性高。

## 25. CT 检查对肛瘘诊断有何意义?

术前准确诊断肛瘘及其走行是决定治疗方法以及手术方式的关键。临床上依靠视诊、直肠指诊、肛门镜检查等手段进行诊断，均不能取得直观的诊断依据。直肠、肛管的结构可以在超声显示，但由于分辨率较低，视野较有限，故应用欠广泛。螺旋CT检查进一步扩展了肛周脓肿或肛瘘的检查手段，凭借其快速、薄层、连续扫描技术、软组织密度分辨率高的特点，再加上肛管直肠进行肠道准备后其蠕动微弱等形成运动伪影的因素减少，可在图像上形成病灶与正常组织的明显对比，使得病灶显示十分明确，可以准确地诊断肛周脓肿或肛瘘。

盆腔CT平扫及增强扫描，尤其把重点区域放在肛管直肠区的检查，显示肛管直肠周围组织内的高密度大片阴影，无具体边缘和形状，有时显示出脓腔及脓壁、有气体出现等。这些CT表现，结合患者临床症状如肛门周围肿痛、流脓、排便疼痛，直肠指诊、体表触诊及肛镜检查、CT可确定肛周脓肿、肛瘘的诊断。

## 26. 螺旋CT有何优点?

螺旋CT用于复杂性肛瘘的临床辅助诊断可显示其深度、形态、管道，空间立体感强，解剖关系清晰，有利于手术前病灶定位、手术方案的设计，对各种治疗后疗效评价也有重要指导价值。其良好的软组织分辨率、图像无重叠等优点，克服了X线造影检查的局限性。

## 27. 肛瘘患者需要做磁共振检查吗？有这个必要吗？

一般情况下，肛肠科做磁共振检查主要是用于判断肿瘤良恶性、有无转移，肿瘤的大小、位置、深浅等，肛周脓肿、肛瘘不需要做磁共振检查。但如果病情重、位置深，建议做磁共振检查，可以判断肛周脓肿或肛瘘的大小、位置、深浅等，以明确诊断后再决定治疗方案，切忌盲目治疗。

## 28. 磁共振（MRI）检查在诊断中有哪些优势？

MRI 在肛周脓肿、肛瘘诊断中优势明显，无须肠道准备；利用体外线圈成像，患者无任何不适；优越的空间和组织分辨率可清晰显示肛管解剖结构、病变及其关系；大范围任意平面扫描使深部脓肿、多发脓肿、多个支管不易漏诊。MRI 对肛周脓肿诊断的准确率大于 85%。

盆腔运动器官少，可以采集到高质量的图像，正确判断肛周脓肿、肛瘘的类型、部位、大小、形态及合并瘘管的数目、形态、走行及与肛管内外括约肌的关系，对决定手术方案、减少术后复发起到决定性作用。

综上所述，MRI 是一种无创伤性、高准确性的肛周脓肿、肛瘘检查及诊断方法，能提供必要的解剖及病理信息，对临床选择最佳的手术方式及治疗方法具有指导意义，值得推广。

## 29. 做肛周 MRI 有什么注意事项?

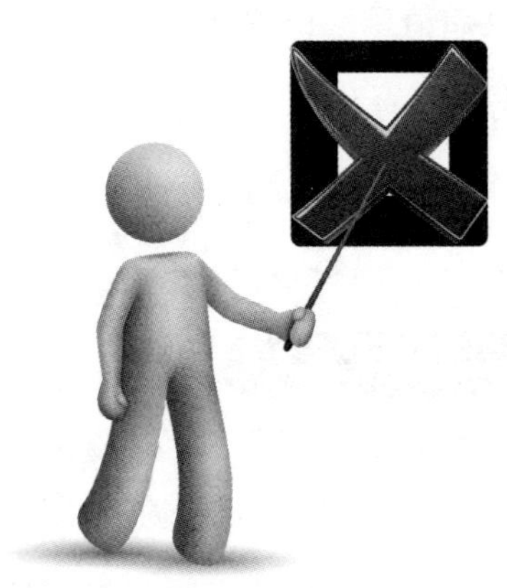

肛周 MRI 对肛周脓肿、肛瘘的诊断独具优势，但是体内有金属的患者是禁忌，如动脉瘤夹闭术后，体内有心脏起搏器、心脏金属支架、节育环、金属异物等。检查时不要穿戴任何有金属物质的衣物，要除去耳环、项链、皮带。手机、磁卡、硬币、钥匙、手表等金属制品也不能带进机房。此外，病情危重者和早期妊娠的妇女也不建议行此项检查。

## 30. 应用于肛瘘检查的磁共振线圈有几种?

（1）直肠内线圈：能够分辨直肠周围结构，但也存在患者对直肠内线圈的耐受性较差、成像范围有限、肛提肌上方病变显示不佳、线圈使瘘管内液体的排空不利于病变显示的缺陷。

（2）体表线圈：患者耐受性较好，能取得满意的图像，且成像范围较大，对肛提肌上方的病变显示效果满意。

## 31. 磁共振检查在肛瘘分型及内口位置的诊断价值是什么？

目前临床对肛瘘诊断及评估的主要方法有临床检查、肛门直肠腔内超声及磁共振检查。临床检查主要依靠患者的临床症状、肛门直肠指诊、术中亚甲蓝注射、探针探查等，但是肛管周围情况是一个盲区，不能形象地出现在术者脑中，只能依靠经验判别，肛瘘分型及定位内口准确性不高。肛门直肠腔内超声能够清晰地显示肛门内外括约肌，对于肛瘘的分型准确率达 86.5% ~ 95%，但是直肠腔内超声视野范围有限，对于复杂性肛瘘累及范围不能够全部显示，容易漏掉脓腔，造成潜在的复发根源。对于复杂性肛瘘患者，可能会选择分多次手术完成，并且复杂性肛瘘复发率相对较高，如果每次都行 CT 检查，患者累计辐射剂量会明显增高，而磁共振具有无电离辐射的优点。盆底脏器是无明显运动的器官，可以避免运动伪影，磁共振检查软组织分辨力高，多平面成像，能够采集到高分辨力的清晰图像。

磁共振对复杂性肛瘘 Parks 分型诊断的准确率达 90%，定位内口的准确率达 97%，明显优于临床检查和直肠腔内超声检查，能清晰显示整个盆腔结构，不容易漏掉瘘管、脓腔，并能够发现潜伏性病变，例如部分患者因肛瘘就诊，磁共振检查发现直肠肛周存在黏液腺癌、尾骨多发囊肿等病变是造成肛瘘的主要病因。对于复杂性肛瘘，磁共振成像目前是最优检查手段，为外科手术术前提供重要信息。文献报道术前基于磁共振检查的肛瘘切除手术可减少 75% 的复发率，比初期手术探查更好地预见临床治疗效果。磁共振检查已成为术前、术后评价手术治疗效果的重要手段。

## 32. 磁共振成像对肛瘘的术前检查有何价值?

磁共振软组织分辨率高，可多平面、多角度、多参数成像，能准确显示肛瘘与肛提肌、肛门内外括约肌的解剖关系及与肛门周围组织的关系，明确肛瘘的位置、范围及侵犯程度，已被发达国家学者作为对肛瘘进行评估和分类的金标准。因瘘管常走行不规则，尤其是复杂性肛瘘可存在多条瘘管。磁共振检查时常采用斜矢状位或斜冠状位扫描，以尽可能地在同平面上显示瘘管全貌，便于找到瘘内口的位置，而这对于肛瘘的诊断和治疗非常重要，决定了手术时切开括约肌的范围，遗漏内口容易导致肛瘘的复发。磁共振成像对肛瘘术前的正确诊断、分型及手术方式的选择具有极高的临床价值，是一种无损伤、高准确性的肛瘘检查方法。

## 33. 磁共振、直肠腔内超声检查在高位肛瘘术前诊断中的应用分别是怎样的?

术前对患者进行磁共振、直肠腔内超声检查，多层面地对肛瘘内口、瘘管走向及其与括约肌间的复杂关系进行标准化评估，对手术计划具有指导性意义。研究表明，术前磁共振及直肠腔内超声检查均能清晰显示瘘管的主管道。行直肠腔内超声检查时，如肛瘘内口正好在超声探头的表面，在探头的压迫下，极易造成内口与周围正常组织的贴合，形成假性闭合。也有可能因内口暂时性闭合或肠皱缩，影响超声内镜检查对内口判断的准确率。磁共振检查对高位肛瘘的内口、支管及脓腔定位及肛瘘分型均优于直肠腔内超声检查。

## 34. 肛瘘患者为什么要做超声检查?

超声检查可及早发现有无结直肠新生物，病变侵犯肠壁的深度、大小、范围、性质或其他炎症性病变，并对肠内外的腹部盆腔肿块进行鉴别诊断，发现肛周脓肿、肛瘘侵犯的深度、大小和范围。

## 35. 肛门直肠腔内超声检查怎么操作？痛苦吗？

患者在检查前排尽大小便，取左侧卧位，双腿屈曲贴近腹壁。操作者向患者交代操作过程，使患者放松情绪，先做肛门指检了解肛门情况，并可润滑肛管直肠腔。在腔内探头外套上一次性保护膜，用橡皮筋扎好，涂适量耦合剂。根据病情需要，将探头置入直肠或阴道腔内，做不同平面 360° 扫描，获取肛门直肠周围、肛管直肠腔、邻近脏器及组织信息，分析异常回声信号，记录病灶位置、范围、深度、与肛管直肠括约肌的关系等。如需行诊断、治疗，可在实时超声显示下，将穿刺针沿超声仪穿刺引导线准确进入病灶部位，迅速简便地获取活组织或给药。在操作者检查的过程中，患者应尽量放松，这样是不会有太大的痛苦的。

## 36. 肛门直肠腔内超声有哪些优势？

肛周脓肿、肛瘘作为外科常见病，其症状、体征明显，临床医师根据典型的症状、体征往往可以明确诊断，但对于病灶较为准确的位置判断、深度、性质、大小、数量、有无瘘管，以及合并脓肿等情况不甚清楚，超声在这些方面优势明显。超声检查肛周脓肿、肛瘘作为一种常规检查方式，费用低廉，检查方便快捷，可反复检查，有多把探头可供选择，应用最多的还是高频浅表探头，具有分辨率高、软组织层次清楚、视野清晰等特点，腔内超声对肛周脓肿诊断的准确率高达 80% ~ 89%，特别是对马蹄形脓肿和瘘管性脓肿的辨别具有优势。三维超声技术提供了更多的解剖信息，尤其适用于复杂性肛周脓肿和高位肛瘘，可以精确地定位肛周脓肿的位置、大小、内口、瘘管走行，以及判断其与括约肌的关系，判定深部和较小的隐匿病灶，是评估肛周脓肿的最佳方法，为临床医师更精准掌握病情、选择合适治疗方式、出院判断等方面提供依据。

## 37. 肛门直肠腔内超声的原理是什么？有何优点和缺点？

（1）二维肛门直肠腔内超声：操作简单、费用低，不会引起患者明显不适，可清晰显示瘘管的内口位置、部分瘘管的走行及其与肛管括约肌的关系。但其也存在以下缺点：①如果探头紧贴内口，易出现假性闭合的现象，影响内口诊断；②二维图像不能轴向显示瘘管的长度及走行全貌，仅能观察到部分瘘管的走行，存在一定缺陷。目前，也有对肛瘘经会阴超声诊断的研究，该方法对肛瘘类型诊断、内口位置诊断准确率分别为85.2%、72.3%，对肛瘘内口诊断准确率相对较低，而且不能明确有无支瘘。

（2）三维肛门直肠腔内超声：采用360°旋转的6～16MHz高频探头，通过三维立体成像技术，对三维图像进行旋转、剪切、观察，从多个角度明确肛瘘内口位置、走行及其与肛周括约肌的关系，获得更准确的定性和定量信息。其较二维肛门直肠腔内超声能获得更加精确的信息，提高了肛瘘内口、有无支瘘及与肛门括约肌关系诊断的准确率。三维肛门直肠腔内超声能够更好地显示肛瘘内口、瘘管走行全貌、与肛门括约肌的关系及手术可能涉及的括约肌范围，但对于高位复杂性肛瘘的诊断存在一定局限性。

（3）三维肛门直肠腔内超声结合造影：通过向肛瘘外口注入造影剂，造影剂进入瘘管后释放气体产生气泡，并形成一定压力，气泡借此压力通过瘘管进入肛管或直肠，气泡的存在使瘘管走行区域回声增强，并形成动态化的过程。采用三维肛门直肠腔内超声结合超声造影剂的方法，不但使肛瘘内口定位的准确性更高，而且对具有狭细支瘘的复杂性肛瘘显影时间充足，显示效果更佳，进一步提高了肛瘘内口、瘘管走行、与肛门括约肌关系诊断的准确率，尤其是对狭细的支瘘诊断更明确，避免了遗漏。

## 38. 为什么部分女性肛瘘患者术前需要行肛管彩超及阴道彩超检查？

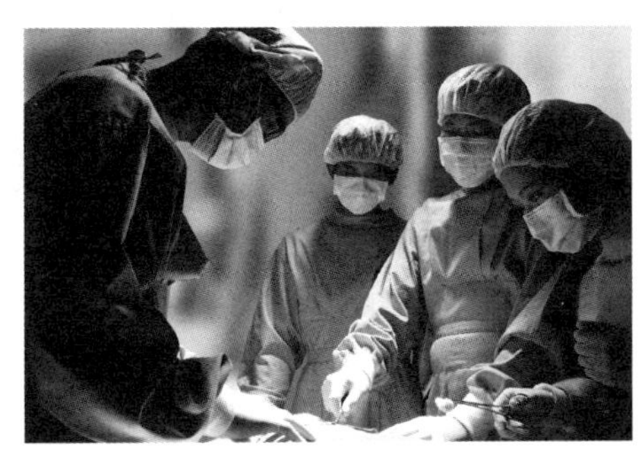

极少数女性患者在肛周脓肿、炎症性肠病等疾病的治疗过程中会出现阴道排气、漏粪的症状，腹泻时上述症状尤为明显。通过这些症状一般可以诊断为直肠阴道瘘。直肠阴道瘘在肛肠科虽不多见，但危害性较大，一般无法自愈，需手术干预。所以对女性肛瘘患者尤其是前方及会阴部的瘘管需要行肛管彩超及阴道彩超检查，了解瘘管与直肠肛管和阴道的关系，评估累及范围，提示术者在手术过程中避免损伤阴道造成直肠阴道瘘。

## 39. 肛门直肠压力测定对肛瘘患者有何意义？

肛门直肠压力测定是利用特制的压力测定仪器检测直肠肛管内压力和直肠、肛门存在的某些生理反射来了解直肠肛门的功能状态，是肛肠外科十分重要的检查评估手段和研究诊断方法。肛瘘治疗过程中，会对肛门功能有不同程度的影响，因此对手术前后肛门功能的评估显得尤为重要。通过手术前后的肛门功能评估积累资料和数据，了解手术方式对肛门功能影响的程度，对今后的术式选择具有重要参考价值。

## 40. 怀疑结核性肛瘘，应做哪些检查?

结核性肛瘘多发于中青年男性，相对少见，易漏诊、误治。若按照非特异性肛瘘治疗方法治疗结核性肛瘘，易致术后创面经久不愈，甚至导致病灶扩散、新瘘道形成。若出现以下情况，应高度怀疑结核性肛瘘。

脓液清稀量多，如米泔水样，无恶臭，瘘管硬结不明显。

肛瘘外口多且大，外口不规整、潜行、凹陷，距肛缘较远，周围常有褐色圆晕。管道区皮肤呈弥漫的暗褐色，其皮下常有空腔，腔隙可为单个或几个，可呈蜂窝样。

肛门指诊瘘管管道宽，瘘管走向跨度大，术中探查瘘管不规则，肛瘘久治不愈。基于此，应及时行胸腹盆 X 线或 CT 检查，排除脏器有结核病灶的可能。此外，结核菌素（PPD）试验、T 细胞斑点试验、伽玛干扰素释放试验、结核杆菌分泌蛋白抗原检测及肛周分泌物涂片抗酸染色、结核分枝杆菌培养、病灶组织病理学检查均有助于诊断。

## 41. 如何根据肛瘘外口的位置初步判定瘘管的走向?

根据索罗门定律，患者取肛门截石位，以肛门两侧的坐骨结节为准画一横线，称肛门横线。当瘘管外口在横线之前，且距肛门不超过5cm，内口在齿状线处与外口相对，其管道多为直行。如外口在横线以后，内口多在后正中齿线附近，其瘘管多为曲形或马蹄形。外口小而紧缩，凸起红润，分泌物少说明肛瘘位置低且单纯，外口大且凹陷，内含较多肉芽组织，色紫暗，分泌物较多，说明肛瘘位置高且复杂，瘘管上方常有死腔。

## 42. 肛瘘患者检查前需要空腹吗?

肛瘘患者做常规的肛门指诊和肛门镜检查不需要空腹，但最好排空大便以免影响观察，其他检查或手术前的患者因查血和空腹彩超等术前检查而需要空腹。

## 43. 肛瘘患者血常规检查是否有必要?

人的血液在身体中发挥着不可替代的作用，如同汽车的汽油一样，人体离开了血液也就没有办法生存。血液的健康程度自然也就影响到了一个人的健康状况。因为肛瘘合并感染患者，肛门突然疼痛，有的伴有发热、白细胞计数升高等表现，严重时出现脓毒血症、感染性休克，危及生命。从这个角度来看，此项目作为一项针对血液的常规检查，也是必不可少的，至少能够帮助判断病情的严重程度。

## 44. 肛瘘患者为什么要做大便潜血检查?

大便潜血试验又称便隐血检查，是用来检查粪便中隐匿的红细胞或血红蛋白、转铁蛋白的一项实验。这对检查消化道出血、肿瘤是一项非常有用的诊断指标。大便潜血试验阳性主要是反映是否有消化道出血，大便潜血检查是怀疑有胃、十二指肠、小肠、大肠出血，这些出血主要是由肿瘤引起的。

## 45. 肛瘘术前需要做哪些实验室检查?

肛周脓肿、肛瘘术前除了需要完善肛周超声、CT、磁共振等影像学检查之外，还需要完善一系列相关的实验室检查，包括血常规、凝血功能、梅毒、艾滋病的检测等。由于肛周脓肿是一种感染性疾病，查血常规可以了解患者目前感染状态，帮助评估病情，指导治疗方案。完善凝血功能以排除血友病、凝血功能障碍。完善传染病指标（乙肝、梅毒、艾滋病等）以排除传染病，以便在手术治疗时进行相应的准备。对于有内科疾病的患者，还应该做相应的检查，如血糖、肝肾功能等。还应做必要的肿瘤标志物甲胎蛋白（AFP）、癌胚抗原（CEA）等检测及结肠镜检查。肛周脓肿可不是简单的“一切了之”，它需要进行肛肠外科手术，医师需要通过对实验室指标的详细评估，了解患者全身状态，以指导下一步治疗方案，判断预后。目的是掌握患者全身情况和明确诊断，确定手术的适应证与禁忌证，确保患者安全和医院消毒隔离制度的落实。

## 46. 为什么肛瘘患者一定要检测血糖?

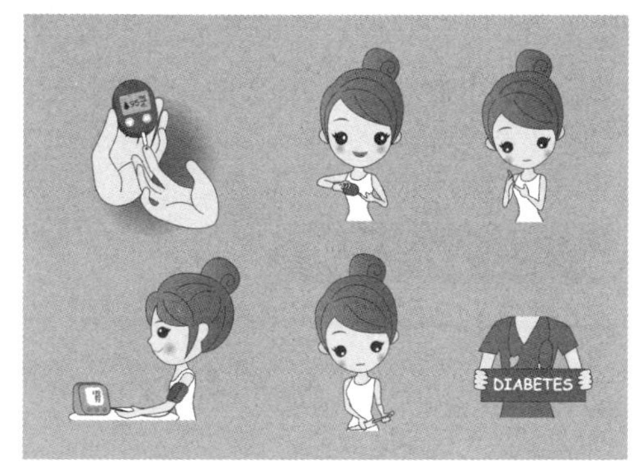


肛周脓肿、肛瘘患者检测血糖以排除罹患糖尿病的可能性。临床上，经常发现患者因肛周疼痛到医院就诊，被确诊为糖尿

病合并肛周脓肿。为此，患者很惊讶，表示“我之前并没有糖尿病啊”。其实肛周脓肿起病较隐匿，突然发病，以发热多见，常有肛周疼痛、排便不适等症状。医师往往对“三多一少”症状或有明确病史的糖尿病患者有足够的重视，而对既无症状也无病史的“隐形”患者易漏诊。有的患者尤其是一些年轻人确诊患有糖尿病却不管不治，还有的患者虽然坚持用药却并未定期监测血糖，这些都增加了感染概率。针对这类糖尿病合并肛周脓肿的患者，一定要控制好血糖，一旦出现肛周疼痛、发热等症状要及时治疗，否则易发展形成肛瘘，伤口更不易愈合。

## 47. 肛瘘患者需要检测肿瘤标志物吗?

肛瘘患者不能排除同时患有肿瘤或肛瘘癌变的可能，故需要做肿瘤标志物检测，排除肿瘤的可能。如癌胚抗原（CEA)、甲胎蛋白（AFP）等肿瘤系列的检测。

## 48. 什么是癌胚抗原?

癌胚抗原即CEA，主要存在于胎儿消化道上皮组织、胰腺和肝脏。正常成人血清中CEA含量极低，而失去极性的癌细胞分泌 CEA 进入血液和淋巴，导致血中 CEA 水平增高。

CEA 并非一种癌的特异性抗原，而是癌的一种相关抗原。缺少特异性，不能作为肿瘤的筛选指标，而是用于肿瘤患者的监测、疗效判断的指标。它不是恶性肿瘤的特异性标志，在诊断上只有辅助价值。此外，血清 CEA 水平与大肠癌的分期有明确关系，越晚期的病变，CEA 浓度越高。

## 49. 肛瘘患者为什么要重视全身检查?

肛瘘的表现虽然限于局部，但不可忽视它与全身疾病的密切关系。譬如有活动性肺结核的患者，往往是结核性肛瘘，且术后伤口长期不愈合。骶骨结核患者发生肛瘘，有可能为骨结核引起。

## 50. 诊断肛周脓肿需做哪些检查?

诊断肛周脓肿时需做下列检查。

（1）局部检查：自行查看有无肛门局部红、肿、热、痛。

（2）血常规检查：白细胞可升高或正常。

（3）肛周超声检查：可见到肛周组织间隙有可流动液性物质，同时可辅助判断感染范围和感染是否与肛门有关。

（4）病情严重者，可行肛周 CT 或磁共振检查。

## 51. 指诊对诊断肛周脓肿有何意义？

首先进行肛外触诊，检查肛门周围有无压痛、硬结及肿块，有无热感或波动感。肛内触诊应注意检查肛管、直肠有无压痛或肿块，特别要注意检查肛窦有无压痛、硬结或凹陷。有时还可采取双合诊法进行触诊。即以示指插入肛内，另手指在肛外压迫脓肿波动明显处，示指感到冲击显著的部位多为脓肿的原发内口位置。肛内指诊对高位脓肿的诊断有重要意义，常能查清脓肿的位置、形态、范围等。如脓肿已溃，可由溃口探入示指以探查脓腔的大小及深度。

## 52. 诊断肛周坏死性筋膜炎需做哪些检查？

（1）实验室检查：血常规结果异常、血糖升高、血沉快，可有贫血、低蛋白血症、电解质紊乱。

（2）X 线平片和 B 超检查有时可以见到组织水肿和累及组织处的气体影。

（3）CT 和 MRI 检查在诊断肛周坏死性筋膜炎中帮助较大，不但能看到坏死组织、游离气体的存在，还有助于了解病变侵犯的范围。临床上如发现患者有寒战、高热等全身症状，伴有局部皮肤出现疼痛、水疱、血疱或青紫继而有广泛的皮肤筋膜坏死，应注意到本病，及早给予正确处理。

## 【专家忠告】

对于肛周疾病，我们要常规进行肛门视诊、直肠指诊和肛门镜检查，首先观察肛瘘外口的方位和到肛门口的距离，触摸皮下有无条索状瘘管；然后将手指伸入肛管直肠内检查肛管、直肠中下段和肛门括约肌有无触痛、变硬、肿块、狭窄，并感受括约肌紧张度，尤其注意触摸肛管直肠交界处。最后进行肛门镜检查，观察直肠腔内有无血迹、黏液、溃疡、息肉，重点查看有无内痔、肛瘘内口、肛乳头肥大、肛隐窝炎、肛裂等。另外，为了了解清楚瘘管的走向、深度、长度、有无分支及内口的位置，一般还要进行探针检查、腔内及肛周超声检查甚至磁共振检查；为了排除和了解肠道疾病情况，目前电子肠镜检查也已经列入了肛瘘术前的常规检查项目中。

临床上针对肛瘘的检查方法比较多，但肛门指诊及肛门镜是不可或缺的，它可直观地根据肛旁皮下条索状物的位置、深度、走行方向及有无压痛，找到肛瘘的内口，这是一个很重要的临床特征。另一个常用的方法是探针检查，探针检查的目的是弄清楚肛瘘管道走行方向及内口位置，它为肛瘘是否能够手术根治提供了准确依据。还有其他方法也常用，如亚甲蓝染色、肛周 MRI、肛门直肠三维超声等检查手段，也可以判断肛瘘的走行和内口的大概位置，但肛周 MRI、肛门直肠三维超声检查价格比较昂贵。病理检查则可明确肛瘘有无早期癌变。

第三部分

# 诊断——快速诊断不耽误

## 1. 到医院向医生诉说病情时应注意什么？

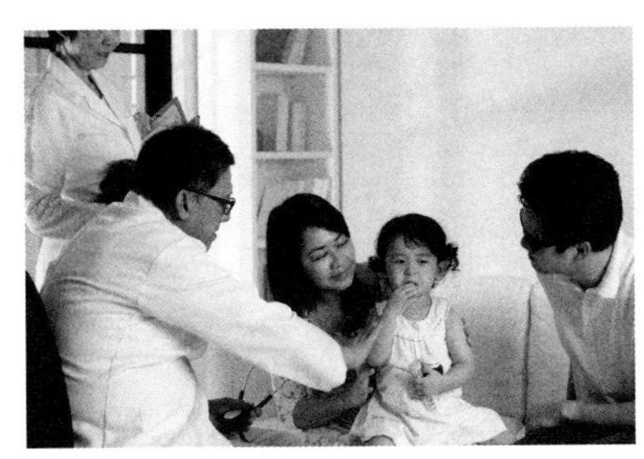

（1）要突出主要的问题：反复发作的肛旁流脓已有多长时间，是否有经常的肛旁红肿疼痛，从什么时候开始发病？以前是否做过脓肿切开排脓的手术？目前的情况怎么样？这些问题使得医生对疾病的发生及发展过程有一个全面的了解。

（2）讲清是否有疾病发作的诱因，疾病是在什么情况下反复发作的。

（3）仔细回答医生的询问，如是否伴有发热、大便是否有黏液脓血、大便习惯有无改变、是否经常有腹痛、是否有午后低热盗汗等症状，使得医生能根据这些情况与一些疾病相鉴别，这对于疾病的诊断与治疗同样是很重要的。

（4）不能隐瞒一些重大疾病的病史，如是否有糖尿病、结核病、心脏病、高血压等，使得医生在进行治疗时做到心中有数，并做好一些必要的准备。

## 2. 肛瘘的诊断标准是什么?

李春雨教授主编的“十二五”本科规划教材《肛肠病学》、中华中医药学会肛肠分会、中华医学会外科学分会结直肠肛门外科学组、中国中西医结合学会大肠肛门病专业委员会，修订的肛瘘诊断标准有如下几方面。

（1）症状：反复发作的肛周肿痛、流脓，急性炎症期可发热。

（2）局部检查：视诊可见外口形态、位置和分泌物。浅部肛瘘肛门周围可触及条索状硬结及其行经。直肠指诊可触及内口、凹陷及结节，可大体评估肛门括约肌功能。

（3）辅助检查

①探针检查：初步探查瘘管的情况。

②肛门直肠镜检查：与过氧化氢溶液或亚甲蓝配合使用，可初步确定内口位置。

③瘘管造影：可采用泛影葡胺等造影剂，尤其对于复杂性肛瘘的诊断有参考价值。

④直肠腔内超声：观察肛瘘瘘管的走向、内口，以及判断瘘管与括约肌的关系。

⑤螺旋 CT 或磁共振成像：用于复杂性肛瘘的诊断，能较好地显示瘘管与括约肌的关系。

## 3. 肛瘘的诊断依据是什么?

（1）局部症状

①流脓：脓液多少与瘘管大小、长短及数目有关，流脓黄稠，味臭，量增多，表示有新的瘘管生成。

②疼痛：平时一般不疼痛，如脓液积存于管腔内引流不畅时，则局部胀痛，并有明显压痛。

③瘙痒：因脓水分泌物长期刺激肛门皮肤形成。

（2）全身性症状：一般肛瘘无全身性症状。复杂而病程较长的，常有排便困难、贫血、身体消瘦、精神不振等症状；继发感染者，有不同程度的体温升高等全身性症状。

（3）体征：肛周皮肤有小凹陷或小隆起，有肉芽组织突出，皮下可触及条索状硬块走向肛内，指诊在齿状线附近可触到硬结或凹陷，探针探查、亚甲蓝染色、碘油造影等方法可识别瘘管走向。

## 4. 什么是诊断肛瘘的主要标准?

有急性肛管直肠周围脓肿的病史，脓肿自溃或经手术切开排脓，从肛门皮肤外口或肛门内流脓，以上都是诊断肛瘘的主要标准。

## 5. 肛瘘国内分类诊断标准是什么?

在我国，按肛瘘瘘管位置高低，以肛门外括约肌深部划线为标志进行分类，将肛瘘分为高位瘘和低位瘘两大类，每类又依据内外口和瘘管的多少分为单纯性和复杂性两种。具体标准如下。

（1）低位单纯性肛瘘：只有一条通过肛门外括约肌深部以下的瘘管，内口在肛窦附近。

（2）低位复杂性肛瘘：瘘管在肛门外括约肌深部以下，通过外口和瘘道，有两个以上，内口在肛窦附近。

（3）高位单纯性肛瘘：只有一条瘘管，但其穿过肛门外括约肌深部以上，内口在肛窦部位。

（4）高位复杂性肛瘘：有两个以上外口且瘘管有分支，其主管通过肛门外括约肌深部以上，有一个或两个以上内口。

此外，瘘管主管在肛门外括约肌深部以下，呈环形或半环形的称低位马蹄形肛瘘；瘘管主管在肛门外括约肌深部以上，呈环形或半环形的称高位马蹄形肛瘘；且内口多在截石位 6 点（称后马蹄形）或 12 点（称前马蹄形）。

## 6. 肛瘘国际分类诊断标准是什么？

国际上，按肛瘘瘘管行经与括约肌的关系（Parks 分类法）分为 4 类。这种分类方法对指导治疗和判断预后有一定意义。

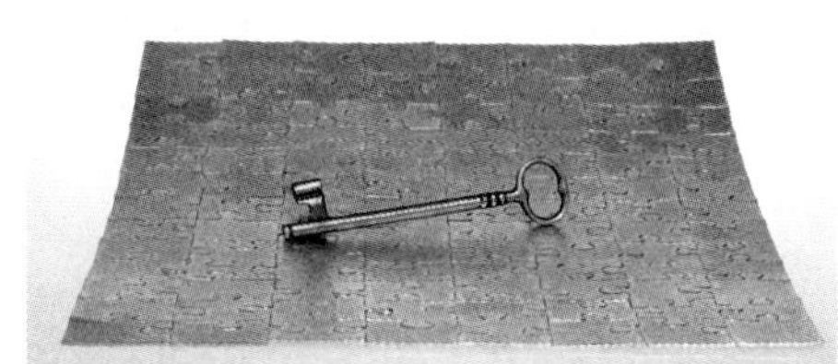

（1）括约肌间肛瘘：多为低位肛瘘，约占 70%，瘘管只穿过内括约肌，外口常只有 1 个，距肛缘较近，多在 3 ~ 5cm，内口常在齿状线处，少数在直肠。主瘘管可有支管形成，支管在直肠环、纵肌之间，上端为盲端或穿透直肠环肌及黏膜，形成高位括约肌间瘘。

（2）经括约肌肛瘘：可以是低位肛瘘，也可以是高位肛瘘，约占 25%，多是坐骨直肠窝脓肿引流后形成。瘘管穿过内括约肌及外括约肌的浅、深部之间，常有几个外口，并且支管互相沟通。外口距肛缘较远，在 5cm 左右，少数有支管穿过肛提肌到达骨盆直肠窝，在治疗时应注意切除。

（3）括约肌上肛瘘：为高位肛瘘，较少见，约占 5%。瘘管向上穿过肛提肌，然后向下至坐骨直肠窝穿透皮肤。由于瘘管累及肛管直肠环，故治疗较困难。

（4）括约肌外肛瘘：最少见，约占 1%，常为骨盆直肠窝脓肿的后遗症，瘘管穿过肛提肌直接与直肠相通，这种肛瘘常由直肠的克罗恩病、结核、溃疡性结肠炎或癌等引起，治疗时应注意到原发病灶。

## 7. 为什么肛瘘分类以肛门外括约肌深部为界?

大家都知道，肛门是主管排泄粪便的器官，肛门周围的括约肌通过其松弛和收缩运动来控制肛门的开启与关闭，主要的括约肌有肛门内括约肌和肛门外括约肌及提肛肌。其中肛门外括约肌从肛门口向内分为三部，即皮下部、浅部和深部。另外，由肛门外括约肌浅部、深部及提肛肌的耻骨直肠肌和内括约肌的一部分组成了肛管直肠环。如果在手术的过程中切断了内括约肌、外括约肌皮下部与浅部，都不会影响肛门的括约功能；如果切断全部外括约肌会出现肛门的不完全性失禁，即肛门失去对稀便和气体的控制；如果切断肛管直肠环则引起肛门的完全性失禁。

可以看出，肛门外括约肌深部在控制肛门开合方面起着重要的作用，故以其为界来区分高位肛瘘和低位肛瘘，以利于医师采用不同的方法来治疗，这一点非常重要。

## 8. 什么是肛瘘的内口、瘘管和外口？

肛瘘一般由内口、瘘管和外口三部分组成。

（1）内口：即肛瘘与肛管直肠相通的地方。内口一般只有1个，少数可有2个或2个以上。

（2）瘘管：瘘管是连接内口和外口之间的管道。管道长且分支多时，往往把主要的、直行的、直接与原发内口相连的管道称为主管，而把离内口较远的分支管道称为支管。一般肛瘘管壁由非特异性炎性肉芽组织构成，壁外层有大量纤维组织，瘘管组织内有时可见异物。

（3）外口：外口是瘘管通向肛周皮肤的开口。有的肛瘘可以无外口，也可以有一至数个外口。

但并非所有的肛瘘都有内口、瘘管和外口。有的肛瘘内口不通，被称为"内盲瘘"，有的肛瘘无外口，被称为"外盲瘘"。

## 9. 肛瘘的内口、外口之间有何规律性？

许多学者对肛瘘外口与内口的关系做过研究，1900年Goodsall（索罗门）首先提出这一规律，故称Goodsall定律

（索罗门定律）。这一规律可帮助确定内口部位和瘘管行经方向，较常用。通过肛门中心点做一横线，一个外口在横线前，距肛门缘不超过5cm，其内口在横线前部齿线处与外口呈放射状相应位，则管道多较直。超过5cm以上的多走行弯曲，内口在后正中线附近，外口在横线后半部，瘘管多半弯曲，内口常在肛门后正中齿线附近。这就是著名的索罗门定律。

## 10. 肛瘘需与哪些疾病相鉴别?

（1）化脓性汗腺炎：病变范围广，呈弥漫性结节状，常隆起，许多窦道破口，有脓液流出，病变区皮肤色素沉着。多发性外口无瘘管，硬索通向肛内。

（2）骶尾部囊肿：先天性表皮囊肿和皮样囊肿继发感染化脓，自溃或切开引流后形成窦道，无内口、外口凹陷，不易闭合，瘘道向颅侧走行，探针检查时深者可达10cm左右，尚有毛发从外口排出。有时可见骨质和牙齿，病理检查可鉴别。

（3）藏毛窦：于骶尾关节、臀沟部或尾骨尖的凹陷处有瘘口，有黄色稀淡臭味液体流出，窦内有毛发，无内口，不与直肠相通。

（4）骶尾部骨髓炎：形成脓肿破溃后的瘘口，深约数厘米不等，与直肠相通，有时两个瘘口对称，距离相等。另外，骶尾、髂、髋、耻骨结核形成寒性脓肿破溃后的瘘口，流脓清稀或呈米泔样，外口内陷，常有午后低热、夜间盗汗等结核病症状。二者皆可通过摄片，根据骨质病变来鉴别。

（5）肛周窦道：肛门周围外伤后形成的窦口，日久不愈，其中可能有异物，可从外伤史上鉴别。

（6）臀部放射线菌感染：其感染损害大、病程长、进展缓慢，镜检脓液中有均匀的黄色小颗粒，病变区似木硬，无内口。

（7）晚期肛管直肠癌：溃烂后可形成肛瘘，菜花样溃疡，坚硬肿块，分泌物为脓血伴恶臭，伴持续疼痛。病理学检查可见癌细胞，不难与肛瘘鉴别。

（8）其他：尚需与会阴部尿道瘘、肛周疖肿病、克罗恩病、溃疡性结肠炎、淋巴肉芽肿、直肠癌等鉴别，但临床少见。

## 11. 肛瘘与肛周脓肿是同一种病吗？

肛周脓肿是因肛管、直肠炎症蔓延到周围形成脓腔，脓液较少时可以通过消炎药治疗，但脓液较多时应该切开引流，并用消炎药治疗。大多数肛瘘是肛周脓肿破溃或肛周脓肿手术后形成的，肛瘘治疗相对复杂。

## 12. 肛瘘和藏毛窦是同一种病吗?

二者不是一回事。藏毛窦发病部位在骶尾部，其臀沟部或尾骨尖的凹陷处可见针孔大小的瘘口，有黄色稀淡臭味液体流出，常有毛发。也可表现为骶尾部急性脓肿，穿破后形成慢性窦道，有时从窦口突出，窦道走行方向多向颅侧，很少向下，无内口，不与直肠相通。肛瘘发病部位在肛门直肠周围，肛周任何部位可见外口流脓，通常有内口与直肠相通。

## 13. 肛周脓肿是否都会转为肛瘘?

肛周脓肿并不一定会形成肛瘘，如果发现的早，及时手术解决原发灶，形成肛瘘的概率就会很小。

肛周脓肿是由细菌感染导致的，肛周脓肿和肛瘘是同一种疾病的不同阶段，只是肛瘘会更加严重难以治疗。肛瘘是肛周脓肿没有及时进行治疗，或者说治疗不当而逐渐形成的。所以如果早期发现患有肛周脓肿，应该立即采取治疗，不能拖延导致病情愈发严重。

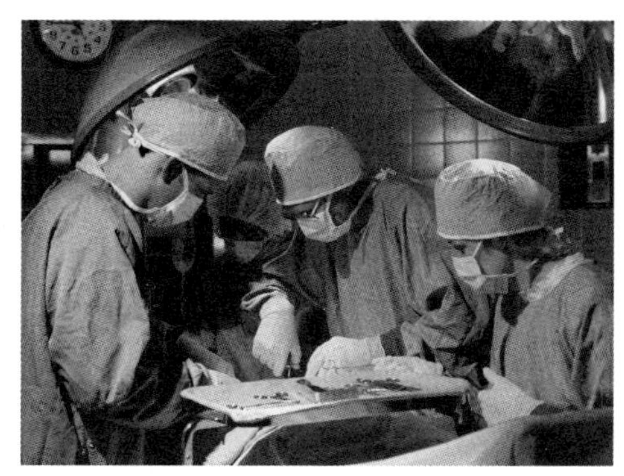

肛周脓肿的治疗应该根据医生的建议去做，因为每个患者个体情况不同。一般来说常见的治疗方案有两种，一是保守治疗，二是手术治疗。保守治疗只适用于早期，后期发展严重必须采取手术治疗。保守治疗也并不一定就有效，也需要因人而异，可以试一试，如果无效，建议立即进行手术治疗。

手术治疗也需注意，应提前和主治医生沟通好，需要医生在合适的时机选择做根治手术，需要保证切口足够大，才能将脓液引流干净，还需将发炎的内口处理好，这样炎症才会慢慢消退。如果切口过小，脓液没有完全排出，致使出现慢性炎症，也会发展成肛瘘。

## 14. 高位肛瘘（脓肿）是外科难治性疾病吗？

在临床上，高位肛瘘（脓肿）治疗难度比较大，属于肛肠外科临床较难处理的疾病。

其中最大的原因是肛周局部私密性及解剖生理环境比

较特殊，无法长时间保持无菌状态，所以高位肛瘘一旦发生，经常会出现肛周的反复感染、肿痛及瘢痕的形成。如果脓液穿破管壁，那么就很有可能会导致多发复杂性的肛瘘、直肠阴道瘘和直肠尿道瘘及直肠膀胱瘘等非常严重的并发症，最后会影响周围脏器的正常生理功能，更有甚者因感染败血症严重威胁到患者的生命安全。高位肛瘘多由脓肿溃破、直肠的外伤肛门损伤、会阴部手术、溃疡性结肠炎、克罗恩病引起。一般来说高位肛瘘不能自愈，而手术治疗是治愈高位肛瘘的最有效方法，但是因为在发作期出现流脓、红肿、疼痛，所以高位肛瘘成为治愈难度较大的肛瘘类型，而且高位肛瘘术后还存在尿潴留、出血、漏气漏便、愈合时间长等情况，就更加提高了高位肛瘘治疗的复杂程度。

## 15. 肛瘘癌变如何诊断?

肛瘘癌变早期诊断极为困难，只有依靠病理检查才有可能证实诊断，其病理检查必须在硬结外取标本，而在肛瘘外口部位活体组织检查则不能获得正确病理诊断，其他检查手段如直肠指诊、直肠乙状结肠镜检查，均不能确诊。

## 16. 判断肛瘘癌变的标准是什么?

肛瘘癌变不甚多见，据文献报道，癌变率可达0.1%。临床应判断肿瘤是来自肛瘘，而不是其他来源或两者偶然并存。这是值得重视的一个问题，其诊断标准大致具备下列几个方面。

（1）肛瘘在肿瘤发生以前，必须长时间存在，其时间长得足以排除恶性肿瘤先期存在的可能性，先期存在的时间一般以十年为度。

（2）肿瘤连通肛瘘。肛瘘内口位于肛窦而不是通向肿瘤。

（3）肿瘤的任何部分不得见于直肠或肛管，除非确实是肿瘤直接侵蚀或扩展到该处。

## 17. 肛周脓肿如何诊断?

本病一般根据症状、直肠指诊、血常规检查或诊断性穿刺抽得脓液即可诊断，少数深部脓肿需要依靠腔内超声明确诊断，必要时需做盆腔CT和MRI检查。

## 18. 肛周脓肿根据发病过程分为哪几期?

（1）急性炎症感染期：表现为肛门直肠间隙软组织处于急性炎症感染状态，临床表现为局部组织红、肿、热、痛，肿块质硬，与周围组织界限不清，组织尚未液化成脓。

（2）脓肿完全形成期：炎症局限，组织完全液化成脓，局部组织跳痛，触诊质软有液波感。

## 19. 肛周脓肿形成需要经历哪几个阶段?

肛瘘性脓肿可分为四个阶段：①肛窦炎阶段。②肛管直肠周围间隙脓肿阶段。③脓肿破溃阶段。④肛瘘形成阶段。

## 20. 肛周脓肿的分类有哪些?

根据发生脓肿的间隙不同，肛周脓肿可分为肛提肌以上间隙脓肿和肛提肌以下间隙脓肿。因其部位和深浅不同，症状也有差异。如肛提肌以上的间隙脓肿，位置深隐，全身症状重而局部症状轻；肛提肌以下的间隙脓肿，部位浅，局部红、肿、热、痛明显而全身症状较轻。临床上可分为以下几种类型。

（1）肛周皮下脓肿：发生于肛管皮下或肛门周围皮下组织内，常发生于肛缘，是最常见的一种。脓肿一般较小，全身感染症状不明显，局部疼痛较重，多呈持续性或搏动性疼痛。肛门旁有明显红肿、硬结、触痛。如已化脓则有波动感。如脓肿位于前侧可出现排尿困难。检查可见肛门一侧有一界限不明显的微红色突起包块，触痛明显。

（2）坐骨直肠间隙脓肿：发生于肛门与坐骨结节之间，脓肿范围广而深。初期仅感肛门部不适或微痛、酸胀感。

（3）骨盆直肠间隙脓肿：位于肛提肌以上，腹膜以下。由于脓肿深隐，因此全身感染症状甚重，而肛门局部症状不明显，常有会阴部沉重下坠感，有里急后重感，排便时加重，下腹部疼痛。由于脓肿部位深，自行破溃所需时间较长。指诊可在直肠壁上触及肿块隆起，有压痛及波动感。

（4）直肠后间隙脓肿：排便不适是较早出现的症状。初期有恶寒发热，直肠内有明显坠胀感，肛门会阴部下坠及钝性疼痛，并可放射至下肢。病变继续发展，全身症状可加重，在尾骨与肛门之间有明显深压痛。肛内指诊可在肛管后，肛管直肠环水平面以下触及局限性硬结或肿块，并可触及波动感。

（5）直肠黏膜下脓肿：位于直肠黏膜与内括约肌之间的

黏膜下间隙内。初期症状常有直肠部沉重或饱满感，排便或步行时疼痛明显。一般全身症状较明显，而肛门局部无明显症状，肛内指检在黏膜下可触及表浅之肿块，有压痛及波动感。

## 21. 肛周脓肿根据脓肿发生部位分为几类?

按脓肿部位以肛提肌为界分为低位脓肿和高位脓肿两类。

第一类：肛提肌下（低位）脓肿。①肛周皮下脓肿。②坐骨直肠间隙脓肿。③肛管后间隙脓肿。④低位肌间脓肿。⑤低位蹄铁形脓肿。

第二类：肛提肌上（高位）脓肿。①骨盆直肠间隙脓肿。②直肠黏膜下脓肿。③直肠后间隙脓肿。④高位肌间脓肿。⑤高位蹄铁形脓肿。

这种分类方法，既简便又实用，能说明脓肿的解剖位置及其与肛门肌肉的关系，合理设计手术方案。

## 22. 肛周脓肿根据是否形成肛瘘可分为哪两类?

根据肛周脓肿是否形成肛瘘可分为非肛瘘性脓肿和肛瘘性脓肿。非肛瘘性脓肿比较少见，占 5% 左右，肛瘘性脓肿临床多见，占95%左右。肛瘘性脓肿和肛瘘是同一疾病的两个不同阶段，即急性脓肿期和慢性肛瘘期，二者病因和病理是相同的。

## 23. 肛周脓肿要与哪些疾病鉴别?

临床上很多患者常将肛周脓肿与疖肿、血栓性外痔、炎性外痔等疾病相混淆。

（1）肛周毛囊炎和疖肿：好发于肛周皮下，肿胀略突出，中央溃破，有溢脓，或见脓栓，肛内指诊无内口。

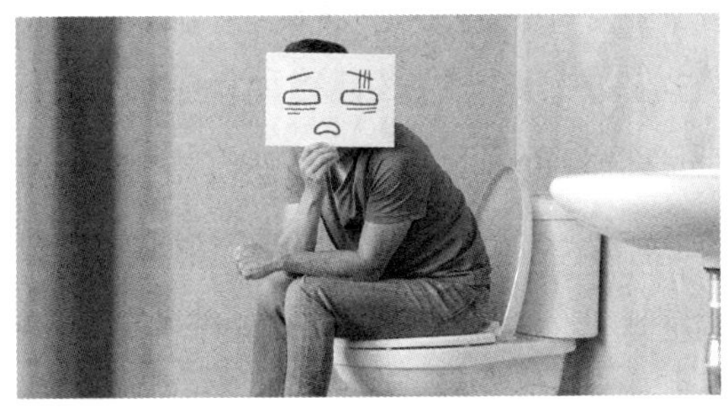

（2）血栓性外痔：尤其是当疼痛明显时。患者用力排便后，肛缘突起一圆形或椭圆形肿物，疼痛剧烈，检查时可见肛缘肿物，呈暗紫色，稍硬，触痛明显。

（3）炎性外痔：肛缘皮肤突起，肿胀、疼痛明显，指诊时可有触痛但无波动感。

（4）肛裂：平素大便干结，肛门疼痛，疼痛呈撕裂样，大便出血，多有肛裂“三联征”。

（5）内痔嵌顿：是一种肛管的正常血管性结构，可变大、充血、绞窄（内痔脱出肛门不能复位，发生水肿甚至缺血坏死）等，进而导致坏疽（身体组织因缺乏血液循环而坏死腐烂）。在直肠检查中，可触及波动性肿块。

（6）化脓性汗腺炎：好发于肛周皮下，病变部位较广，有多个流脓的疮口，疮口之间可彼此相通，形成皮下瘘道，但瘘道不与直肠相通。可见皮肤增厚，色素沉着，并有广泛慢性炎症和瘢痕形成。

（7）肛周坏死性筋膜炎：发病急，肿痛重，病变范围广，肛周、会阴部及阴囊部周围组织大面积坏死，常蔓延至皮下组织及筋膜。指诊可触及捻发音。

（8）肛瘘感染：肛瘘一般无疼痛，当肛瘘出现感染会引起脓性分泌物增多及肛旁肿痛不适，可伴有发热、恶寒。

（9）骶前囊肿：因其症状与直肠后脓肿相似，常被误诊。指诊时发现直肠后位可触及囊性肿块，表面光滑、无明显压痛。X线检查时发现直肠推向前方或一侧，骶骨与直肠之间组织增厚。

（10）畸胎瘤感染：较小的畸胎瘤，其症状与直肠后脓肿早期相似。但指诊直肠后肿块光滑，分叶，无明显压痛，有囊性感，X线检查可见骶骨与直肠之间的组织增厚和肿瘤，内有不定形的散布不均钙化阴影，可见骨质、牙齿等。

（11）子宫内膜异位症：女性肛周表浅性隆起、肿痛。肿痛多与月经周期一致，常继发感染，追问病史，结合症状，常可鉴别。

（12）产气性皮下蜂窝织炎：为厌氧菌感染之脓肿，肛门旁突然发生肿块，迅速蔓延扩大，肿块内可触到捻发音是其特征。全身症状有高热、倦怠、精神萎靡、白细胞急剧下降。患者可出现昏迷和极度衰弱状态。

此外，尚需与克罗恩病肛周脓肿及骶骨结核等鉴别。

## 24. 毛囊炎和肛周脓肿如何区别?

毛囊炎和肛周脓肿发病特点不同，毛囊炎一般会有灼热的疼痛感，但是不会发展成肛瘘；肛周脓肿发病时，痛感十分强烈，不及时治疗将会发展成肛瘘。

毛囊炎是一种急性的化脓性疾病，在皮肤的表层会有明显的红晕，突出较小，范围一般是在3cm左右。正常情况下，毛囊炎多数会自行破溃，化脓成熟之后就会破开，破了之后有少量的脓液分泌出来，在排出之后会慢慢干燥结痂，好了之后也不会留下明显的瘢痕。

而肛周脓肿则不同，肛周脓肿发病急，痛感明显，脓肿也会比较大，凸起的地方比较高且明显，和毛囊炎有明显的区别，毛囊炎的凸出是属于略低且平缓的。并且脓肿容易出现扩散，扩散之后炎症加重，很容易在破溃之后形成肛瘘。

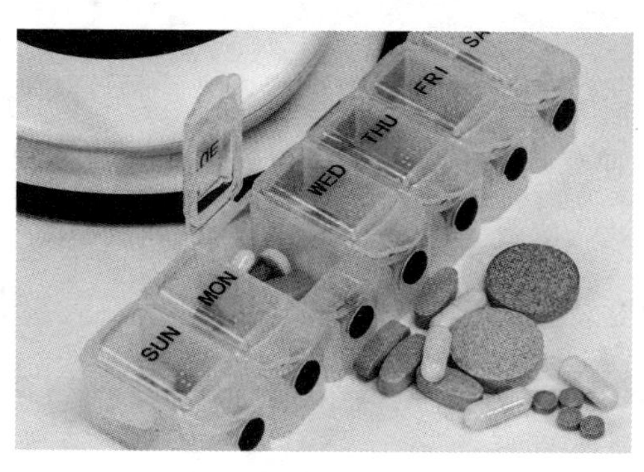


毛囊炎一般不需要进行治疗会自行痊愈，而肛周脓肿初期可以采取坐浴加抗生素药物进行保守治疗。如果保守治疗无法缓解症状，则必须采取手术引流进行治疗，如果发展成肛瘘则会更难治疗。所以如果无法分辨出毛囊炎和肛周脓肿的区别，建议还是尽早就医，否则错过最佳治疗时间会给治疗带来更大难度。

## 25. 肛周脓肿与臀部疖肿如何区别?

（1）肛周脓肿：多来自肛窦感染发炎，沿肛腺管蔓延扩散到肛门直肠周围。本病起病急骤，疼痛剧烈，伴有全身症状，脓肿容易扩散，破溃后易形成肛瘘。

（2）臀部疖肿：病变在肛门周围皮下，臀部疖肿为皮肤浅表性的急性化脓性疾病，其特点是色红、灼热、疼痛、突起病灶浅、肿势局限，范围多在3cm以内。其肿胀中心与毛囊开口一致，中央有脓栓，与肛窦无关，多数可自行破溃，一般无全身症状，不发展为肛瘘。

## 26. 如何诊断肛周化脓性大汗腺炎?

本病是一种肛周皮肤病，长期反复发作，多发性硬结，自溃后逐渐蔓延，形成许多表浅性皮下瘘管、窦道和小脓肿，瘘管和肛管无联系，肛管直肠无内口，有条索互相融合。本病患者极易误诊为复杂性肛瘘而来肛肠科求治。

## 27. 肛周化脓性大汗腺炎应与哪些疾病相鉴别?

（1）多发性疖肿（毛囊炎）：毛囊性浸润明显，呈圆锥形，集簇一处，破溃后顶部有脓栓，病程短，任何部位皮肤皆可发生。

（2）复杂性肛瘘：管道深，内有肉芽组织，有肛周脓肿病史，常有肛窦原发感染内口。

（3）克罗恩肛瘘：克罗恩病与化脓性汗腺炎可以并存，二者都有慢性瘘道，但化脓性汗腺炎无胃肠症状，肛管直肠正常。

（4）尾骨前皮样囊肿：本病向深部蔓延常在骶尾骨与直肠之间向上蔓延，因肛管远端后壁有特征性瘢痕，多次手术瘢痕增多，易因忽略同时并存的尾骨前皮样囊肿而漏诊。

## 28. 如何诊断肛周坏死性筋膜炎？

肛周坏死性筋膜炎患者就诊时，病变常有广泛蔓延，注意以下几点可帮助诊断：①脓肿简单切开引流后全身毒性表现加重，说明病情严重。②肛门部引流伤口无瘢痕形成，发现不是轻微感染，无明显化脓、疼痛加重。③皮肤有红斑和大疱更应注意提高警惕。④麻醉下应检查扩展范围，区别扩展类型，如阴囊或阴唇发现黑点，表示下方有坏死感染。穿刺找脓无用处，可延误治疗。本病与肛门直肠周围蜂窝组织炎极为相似，需注意鉴别。

### 【专家忠告】

根据患者的症状，常规检查并结合病史，诊断肛瘘是比较容易的事情，不过要清楚地了解瘘管的走向、深度、长度、有无分支及内口的位置，一般还要进行更加针对性的专项检查，如探针检查、腔内及肛周超声检查，甚至磁共振检查，同时医生的丰富经验会大大增加诊断的准确性；另外还需要进行肠镜检查和胸部X线检查以排除克罗恩肛瘘和结核性肛瘘这两种特殊的肛瘘，对于这两种肛瘘，需要在积极治疗原发病之后手术才能取得好的效果。

患者如发现肛周肿痛、破溃口、反复流脓血等症状，需要及时就诊。根据肛周肿痛的位置、大小，破溃口的深浅，脓血的颜色及有无臭味，经过肛门指检、肛门镜检查及探针检查，大部分有经验的医生会做出明确快速的诊断。对于反复发作的肛周肿痛、肛周深部压痛明显、外口较多的情况应该行进一步检查，可行CT瘘管造影、肛周MRI、肛门直肠三维超声等影像学辅助检查。临床中应用较多的是肛周MRI、肛门直肠三维超声，其准确性在95%以上。

# 第四部分

## 治疗——科学治疗效果好

## 1. 得了肛瘘必须去医院治疗吗?

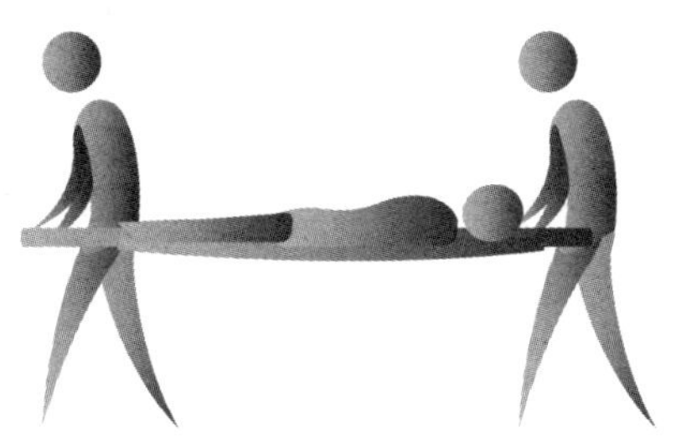

肛瘘是一个慢性感染性的疾病，它可以反复发作并不断加重，开始时可能是单纯性肛瘘，如不及时治疗反复发作可转变成复杂性肛瘘。这一方面给治疗带来了困难，而且由于复杂性肛瘘手术后创面大，术后恢复的时间长，增加了患者的住院时间及住院费用；另一方面由于治疗上的难度较大，容易造成术后肛门功能的不全，以及手术的失败（遗留支管或内口未处理），表现为肛门完全失禁及术后瘘管复发、术后肛门溢液等，因此提醒肛瘘患者应及早去医院治疗。

## 2. 得了肛瘘不治疗能好吗?

肛瘘极少自愈，直肠肛管周围脓肿不治疗会反复发作，甚至癌变。因为得了肛瘘后会经常有粪便残渣，可由内口进入造成瘘管感染。括约肌间沟处的瘘管由于受到内外括约肌的挤压，易使坏死组织聚集，引流不畅，造成反复感染。目前关于肛瘘的治疗，手术是首选方法。

## 3. 肛瘘的治疗原则是什么？

肛瘘治疗的最基本原则：封闭内口，切开或切除瘘管，引流所有存在的腔隙。但是在肛瘘治疗中最根本的原则是不要造成新的肛门功能的损害。到目前为止，肛门失禁尚没有任何有效的治疗手段，而且一旦发生肛门失禁，患者的生活质量就明显下降，肛门失禁对于患者生活质量的影响远远超过肛瘘对患者生活质量的影响，因此以牺牲肛门功能来换取高的治愈率是不明智而且令人难以接受的。

## 4. 肛瘘的治疗方法有哪些？

肛瘘的治疗可分为药物治疗和手术治疗，药物治疗主要是控制感染，减轻症状和防止发展，不能彻底治愈。手术能彻底清除感染病灶从而达到治愈的目的。

## 5. 保守治疗能治愈肛瘘吗？

以往有人试图不做手术，而采用保守的方法来治疗肛瘘，但都以失败告终。实践证明，到目前为止，只有采取手术的方法才能治愈肛瘘。保守治疗只能减轻症状，不能治愈肛瘘。因为肛瘘不同于身体其他部位的感染，它在肛门或直肠腔内有一固定的感染来源，即肛瘘内口，不彻底清除感染源，肛瘘就不能痊愈，而只有采用手术的方法才能彻底清除感染源，这也就是只有手术才能治愈肛瘘的原因。

肛瘘手术的目的是切开瘘管（包括挂线也是切开瘘管），清除内口，消除感染源，让新生的肉芽组织由创底向上生长，逐渐填平创口，使瘘管愈合。作为患者，明白了这个道理，就应该尽早到正规医院进行手术治疗，千万不要抱着侥幸心理，更不要相信“小广告”上不开刀治愈肛瘘的骗人宣传，以免病情不断恶化发展，造成终生遗憾。

## 6. 治疗肛瘘常用的药物有哪些?

治疗肛瘘的药物有许多，常用药物主要有以下几类。

（1）口服药：①致康胶囊；②爱脉朗；③迈之灵。

（2）栓剂：①美辛唑酮红古豆醇酯栓（红古豆）；②普济痔疮栓；③太宁栓；④肛泰栓。

（3）膏剂：①湿润烧伤膏；②复方多黏菌素 B 软膏；③京万红痔疮膏；④肤痔清软膏；⑤硝酸甘油软膏。

（4）熏洗药：①痔疾洗液；②复方荆芥熏洗剂；③派特灵；④肤芩洗剂。

（5）通便药：①首荟通便胶囊；②麻仁软胶囊；③杜密克口服溶液。

（6）止泻药：①复方嗜酸乳杆菌片（益君康）；②莎尔福；③固本益肠片。

（7）止痛药：①复方盐酸利多卡因注射液（克泽普）；②诺扬鼻喷剂；③奥布卡因凝胶。

## 7. 致康胶囊为何能治疗肛瘘？如何服用？

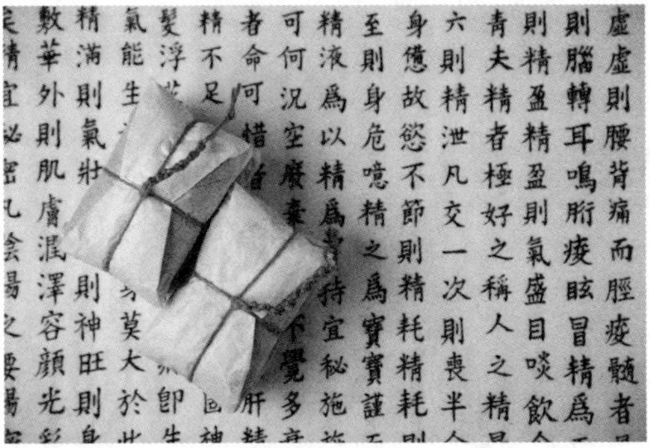

致康胶囊是一种中成药胶囊剂，吸收了七厘散、腐尽生肌散等经典古方之精华，结合临床实践科学组方而成，具有促进组织修复、改善微循环、止血止痛、抗菌消炎之功效，已载入《中成药临床应用指南》和《中国药典》。本药由大黄、黄连、三七、白芷、阿胶、龙骨（煅）、白及、醋

没药、海螵蛸、茜草、龙血竭、甘草、珍珠、冰片组成，具有清热凉血止血、化瘀生肌定痛之功效。本药用于便血、崩漏及呕血等，如痔疮、直肠炎、肛瘘、肛裂、肛周脓肿、肛周疾病出血及肛肠疾病术后等。孕妇禁用本药。

用法用量：口服，一次 2 ~ 4 粒，一日 3 次；或遵医嘱。

## 8. 爱脉朗为何能治疗肛瘘？如何服用？

爱脉朗（柑橘黄酮片）为复方制剂，每片含柑橘黄酮（纯化微粒化黄酮成分）500mg，其中 90% 为地奥司明，共 450mg；10% 为以橙皮苷形式表示的黄酮类成分，共 50mg。其作用：①通过延长去甲肾上腺素诱导的静脉收缩时间而增强静脉张力（在发热、酸中毒状态下仍有此作用）。②降低白细胞与血管内皮细胞的黏附与移行，减少崩解后炎性物质（如组胺、缓激肽、补体、白三烯、前列腺素、过多的自由基等）的释放，从而使毛细血管通透性降低。③降低血液黏滞度，加快血液流速，从而改善微循环淤滞。④改善淋巴循环，加快组织液回流，减轻水肿。爱脉朗用于痔疮，既可减轻痔疮的急性症状，也可降低其发作频率和持续时间。本药主要是治疗与急性痔发作有关的各种症状及治疗静脉淋巴功能不全相关的各种症状（腿部沉重、疼痛、晨起酸胀不适感）。

用法用量：口服。对于静脉功能不全和慢性痔疮：每日 2 片。早晨单次剂量 2 片与早晚各服 1 片的临床疗效是一致的。至少服用 2 个月。对于痔疮急性发作：前 4 天每天 6 片，后 3 天每天 4 片。然后每天服用 2 片维持，直至症状消失为止。服药剂量：常用剂量为每日 2 片。

## 9. 肛瘘手术治疗的原则是什么？

肛瘘的手术治疗需要遵循以下 3 个原则：①尽可能降低对肛门括约肌的损害，不破坏肛门的生理功能，保留肛门的解剖形态；②将脓液尽可能引流干净；③瘘管要清除彻底，不留残余组织。随着现代影像医学的进步，能够明确肛瘘的内口位置、走行及与肛门括约肌的关系，为临床治疗提供强有力的诊断依据。

## 10. 低位肛瘘如何治疗？

如果弄明白了肛瘘分类为什么以肛门外括约肌深部为标志，也就能明白为什么高位肛瘘和低位肛瘘的治疗方法不一样。在临床上，低位肛瘘一般采用切开法治疗。这是一种靠肉芽组织使伤口愈合的开放式手术，是传统的经典手术方法，疗效可靠。由于低位肛瘘的瘘管在肛门外括约肌深部以下通过，所以采用切开法治疗不会引起肛门失禁。但对前方的低位肛瘘，因前方肌肉较薄弱，切开仍有可能导致肛门功能减退，所以做切开时必须慎重。

## 11. 高位肛瘘如何治疗?

高位肛瘘是指瘘管位于外括约肌深部以上的肛瘘。高位肛瘘的治疗主要采用切开挂线法，即肛瘘低位部分采用切开法，高位部分用线结扎，靠线的回缩力将肌肉缓慢地割开，然后被割开的部分又通过炎症反应引起的纤维化使括约肌断端“愈合”，并与周围组织粘连，从而防止了肛管直肠环的断裂回缩，避免了肛门失禁。若将外括约肌深部以上的瘘管一刀切开，会同时切开外括约肌深部以上的肌肉，造成肛门失禁。为了既能治愈病变，又能保护肛门功能，对外括约肌深部以上的瘘管必须采用挂线或切开挂线的方法治疗，或者采用保护肛门括约肌的术式治疗。国内一般采用低位切开、高位挂线的方法治疗。

## 12. 什么是索罗门定律?

索罗门定律是在 1900 年由 Goodsall 首先提出的，故称 Goodsall 规律，可帮助确定内口部位和瘘管行经方向，较常用。临床上，肛瘘外口与内口的分布规律如下。

（1）通过肛门中心点做一横线，一个外口在横线前，距肛门缘不超过 5cm，其内口在横线前部齿线处与外口呈放射状相应位则管道多较直。超过 5cm 以上的多走行弯曲，内口在后正中线附近。

（2）外口在横线后半部，瘘管多半弯曲，内口常在肛门后正中齿线附近。

（3）左右两侧都有外口，多数是左右两侧各一个相应内口，呈两条放射状对应的瘘管。

（4）横线前后两侧都有外口，多数是内口只有一个，在后正中齿线附近，呈后蹄铁形。但这种情况也有内口在横线前瘘管呈前蹄铁形的。

（5）几个外口都在横线前半部的内口，多只有一个在前半部。几个外口在后半部的内口，只有一个在后正中处。

## 13. 肛瘘目前的治疗术式有哪些？如何选择？

关于肛瘘的治疗术式，总结起来不下数十种，从传统术式到现代微创术式，常用的大体包括以下几种：肛瘘切开术、肛瘘切除术、挂线疗法及保留括约肌术式［即所谓的微创术式，如肛瘘栓瘘管堵塞术、生物蛋白胶封堵术、LIFT（瘘管结扎术）、ERAF（经肛推移黏膜瓣术）、VAAFT（视频辅助下的肛瘘切除术）等］。

手术方式较多，到底哪个术式更合适，主要是根据病情结合个人情况选择。目前没有一种固定术式适合所有肛瘘患者。

## 14. 切断括约肌的肛瘘手术有哪些？

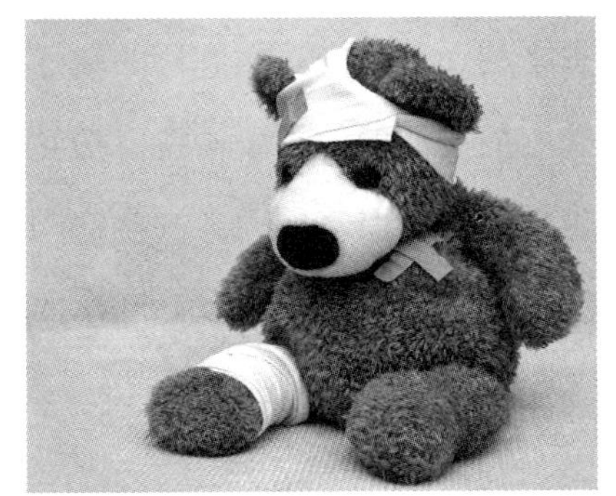

切断括约肌的肛瘘手术主要有肛瘘切开术、肛瘘切除缝合术、肛瘘切除术、肛瘘挂线术、肛瘘切开挂线术、低位切开高位虚挂引流术、

断管挂线术、高位挂线低位缝合术、瘘道旷置术及肛瘘内口切开术等。

## 15. 保留括约肌的肛瘘手术有哪些?

保留括约肌的肛瘘手术主要有内括约肌部分切断术、瘘管剔除术（Parks手术）、内口剜除管道剔除加黏膜瓣前移术、肛瘘剜除术（Goligher手术）、内口切除缝合闭锁术（副岛手术）、肛瘘旷置引流术、管道切缝内口引流术、内口切开管道药线引流术、枯痔钉脱管术及内口封闭药捻脱管术等。

## 16. 肛瘘能做微创手术吗?

随着患者对生活质量的要求越来越高，肛门功能的保护越来越受到重视。而肛瘘的治疗原则也从单纯的治愈向在保护肛门功能的前提下治愈肛瘘转变。但传统手术方式需切开正常组织，引流创面大，疼痛剧烈，愈合慢，会不同程度地损伤肛门括约肌。所以，肛瘘的治疗日益趋向微创化，各式各样的肛瘘微创术式应运而生。

## 17. 肛瘘常用的微创手术有哪些?

肛瘘常用的微创术式主要有松弛挂线术、扎带固定器引流、括约肌间瘘管结扎术（LIFT）、经肛括约肌间切开术、肛瘘塞、纤维蛋白胶封堵术、脱细胞真皮基质填塞术、生物补片填塞术、脂肪干细胞移植、激光瘘管消融术、黏膜瓣推移术、瘘管搔刮术、视频辅助治疗肛瘘及内镜夹瘘管闭合术等。

## 18. 肛瘘手术疼痛吗?

肛瘘手术并不疼痛，因为手术是在麻醉状态下进行的，如腰部麻醉或局部麻醉。所以患者不要太过紧张，但是手术后随着麻药药效的降低，患者都会出现不同程度的疼痛，一般在手术后一周左右疼痛逐渐减轻。

## 19. 肛瘘手术选择什么麻醉?

手术方式根据肛瘘的复杂程度而定。肛瘘手术可以采用局部麻醉、骶管麻醉、双阻滞麻醉及全身麻醉。如果是低位单纯性肛瘘，可选择局部麻醉。局部麻醉持续时间短，适用于皮下肛瘘；骶管麻醉及双阻滞麻醉适用于位置深、范围大的脓肿手术。手术时除非病情较复杂或个人要求，一般不推荐使用全身麻醉。

## 20. “全麻”或“半麻”指的是什么？

“全麻”即全身麻醉，手术中您将完全失去知觉和痛觉。医生经静脉将麻醉药物注入您的体内，在您睡着后进行气管插管，帮助您呼吸，并吸入麻醉气体。“半麻”下您是清醒的，如果您希望睡着，也可给予您镇静剂。“半麻”包括：局部麻醉、骶管麻醉、硬膜外麻醉、腰麻（蛛网膜下腔麻醉）及硬脊膜外腔阻滞麻醉和腰硬联合阻滞麻醉（双阻滞麻醉）等。

## 21. 什么是骶管麻醉？

骶管麻醉是经骶裂孔将局麻药注入骶管腔内，阻滞骶脊神经，称骶管阻滞，是硬膜外阻滞的一种。简化骶管麻醉是在骶管麻醉的基础上加以改进简化操作而成。骶管阻滞麻醉通过阻滞骶脊神经而抑制其传导。麻醉区包括会阴部、肛管和直肠，适用于肛门、肛管和直肠下段疾病的手术。因经骶裂孔注药点正是针灸的腰俞穴，又称腰俞麻醉。麻药注入骶管腔内，骶管腔也是硬膜外腔的下部，所以也是低位硬膜外麻醉。因骶管腔已无蛛网膜下腔，故不会误刺而发生麻醉意外，比较安全。麻药注入骶管腔内使骶神经传导阻滞而产生麻醉，术中可完全无痛，还可使括约肌充分松弛，便于手术操作。本法操作简便，安全有效，无脊椎麻醉后反应，对心血管系统无明显扰乱，被肛肠外科医师普遍采用，是肛门手术常用的麻醉方法。缺点是操作较繁，注射麻醉药后须等待一定时间才能达到完全麻醉，有时麻醉不完全，还有少数患者注射时和注射后发生惊厥。

## 22. 长效麻醉为何会有镇痛效果?

肛门手术后疼痛是肛肠外科面临的重要问题，可是从前人们一直认为术后疼痛是不可避免的，是手术治疗伴随的必然现象。但因肛门痛觉非常敏感，术后会发生剧烈疼痛，并可导致尿潴留。所以，解决肛肠手术后疼痛尤为重要。局部长效止痛剂是一种注射液，如克泽普、亚甲蓝等。它基本上解决了肛肠手术后的止痛问题。只要正确掌握操作方法和使用剂量，止痛作用可持续 1 ~ 3 周。

## 23. 克泽普为何能长效止痛？效果如何？

克泽普（复方盐酸利多卡因注射液）是一种长效局麻止痛剂，为国家准字号药品，目前主要用于局部浸润麻醉及止痛，如术后镇痛、分娩镇痛等，并应用于神经阻滞，治疗多种疼痛。克泽普注射液的主要优点为一次给药镇痛时间长，平均镇痛时间 2 ~ 10 天，可大大降低医生和患者的负担，应用简便，可应用于多个临床科室。本品为盐酸利多卡因与薄荷脑等的灭菌稀醇溶液，无色透明，pH 4.0 ~ 6.0，含 0.8% 的盐酸利多卡因与 0.133% 的薄荷脑。适用于①局部浸润麻醉：肛肠科及外科手术切口部位的局部浸润麻醉、手术麻醉、术后镇痛等；②神经阻滞：治疗各种神经痛如三叉神经痛、肋间神经痛等，神经阻滞用于术后镇痛等；③局部封闭：治疗各种顽固性瘙痒性皮肤病，如神经性皮炎等。

用法用量：①用于普外科、妇产科等手术科室，做局部浸润麻醉，根据切口大小，一般用量 10 ~ 20mL；用于肛肠科疾病，做肛门周围浸润麻醉，一般用量 15 ~ 20mL。②用于普外科及其他外科手术，做术后长效镇痛，于缝合切口前将药物均匀注入切口缘皮下，一般用量 5 ~ 20mL；用于肛肠科疾病，于手术结束后在切口边缘皮下浸润注射，一般用量

10 ~ 20mL。

## 24. 肛瘘术前需要做哪些准备?

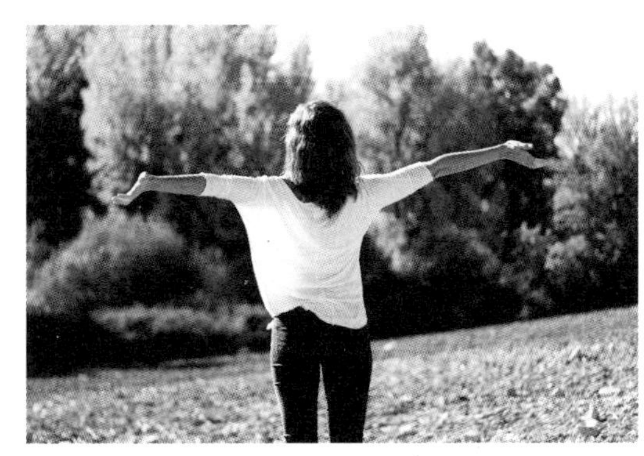

肛瘘患者在术前做好充分的心理准备和物品准备，不仅有利于手术顺利进行，而且也有利于患者术后的康复。患者在术前应做以下准备。

（1）术前保持情绪稳定，保持充足睡眠，尽量达到最佳身体状态；适量进食少渣饮食，保证身体能量储备，避免术后虚脱发生；术前避免大量饮水，要排空大小便。

（2）保持肛门周围清洁，可用高锰酸钾温水坐浴，减轻肛门瘙痒。

（3）急性炎症期遵医嘱应用抗生素。

（4）手术前必须做骶管阻滞麻醉或局部浸润麻醉，长期酗酒或吸烟者，对麻醉药不甚敏感，可能造成麻醉效果不理想，影响手术的进行或预后。为使手术过程顺利，患者应该尽早戒烟、戒酒。

（5）术前6小时禁食，术前晚不要摄食过多，或摄入过粗食物，以免术中大便溢出，造成伤口污染、感染。忌辛辣刺激食物，以免引起肛门直肠部位毛细血管充血过度，术中出血过多。骶麻、鞍麻者，最好在手术当天的早晨禁食。

（6）患者配合医生进行术前规范、充分的肠道准备，口服硫酸镁，或灌肠1～2次，应排完大便，有利于术中安全操作，也有助于术后创面愈合，防止感染等并发症。

（7）术前完善直肠腔内超声检查、肛门直肠压力测试，尽量行纤维结肠镜检查，排除肠结核、炎性肠病引起的肛瘘，如遇到复杂性肛瘘，视病情行瘘管造影及磁共振检查，确定内口及瘘管走行。

## 25. 肛瘘术前心理护理有何作用?

肛瘘对患者而言存在患病部位特殊这一情况，使得患者会从心理上存在尴尬及抵触情绪，进而导致治疗依从性差。因此术前健康宣教与心理辅导显得十分必要，护士通过普及肛瘘知识，加强宣教的方式提高患者依从性，同时加强心理安抚，使患者安心接受治疗。

## 26. 特殊肛瘘患者术前应做哪些准备?

所谓特殊肛瘘患者，是指合并心脏病、高血压和糖尿病等的肛瘘患者，在术前应经内科系统诊疗，病情稳定后，再会同内科医生会诊，认为可行手术时，经特殊准备才可手术。

合并心脏病：一般来讲，伴有心脏病的患者，如不经充分、周全的内科准备，其手术后死亡率与并发症是无心脏病患者的 2 ~ 3 倍。故术前应做血钠、血钾测定，纠正水、电解质失衡。期前收缩频繁者，应静脉注射利多卡因控制。

合并高血压：患者术前因精神紧张、麻醉、失血等，血压易波动，可引起脑血管意外，故不应停用降压药，保持血压稳定。一般高血压无并发症状，即使伴有左右心室肥大和心电图异常，也可考虑手术。

合并糖尿病：若不纠正过高的血糖水平而勉强进行手术，易致周围血管缺血、酮症酸中毒及低血糖反应等，影响创口愈合，且易感染。故术前应保持血糖和尿糖的合理水平，查无酮体，代谢平衡良好，才可手术。

其他：如盲人、聋哑人、肢残人，孕妇、月经期女性，传染病（肝炎、艾滋病、梅毒、尖锐湿疣、结核病等）患者，未成年人等，在术前都有相关的要求与特殊的沟通方式。在这方面，肛肠科医生多有经验，会请相关专科医生会诊，共同采取相应的具体措施，确保手术安全进行。

## 27. 硫酸镁（立美舒）清洁肠道有何优势?

硫酸镁（立美舒）是肠道清洁药。本品的主要成分为硫酸镁。药理作用为口服后在肠道内形成高渗状态，水分滞留肠腔，食糜容积增大，刺激肠道蠕动促进排便。适用于以下几种情况：①用于便秘、肠内异常发酵，亦可与驱虫剂并用；与活性炭合用，可治疗食物或药物中毒。②用于阻塞性黄疸及慢性胆囊炎。③用于惊厥、子痫、尿毒症、破伤风、高血压脑病及急性肾性高血压危象等。④也用于发作频繁而其他治疗效果不好的心绞痛患者，对伴有高血压的患者效果较好。⑤外用热敷，消炎去肿。

用法用量：①导泻：每次口服 5 ~ 20g，一般为清晨空腹服，同时饮 100 ~ 400mL 水，也可用水溶解后服用；②清肠：在内镜检查前 4 ~ 6 小时，硫酸镁 40g 稀释后一次性服用，同时饮水约 2000mL；③利胆：每次 2 ~ 5g，1 日 3 次，饭前或两餐间服，也可服用 33%硫酸镁溶液，每次 100mL；④抗惊厥、降血压等：肌内注射 25%硫酸镁溶液，每次 4 ~ 10mL，或将 25%硫酸镁溶液 10mL 用 5% ~ 10%葡萄糖注射液稀释成 1% 或 5% 浓度后静脉滴注；⑤治心绞痛：可将 10% 硫酸镁溶液 10mL 用 5% ~ 10% 葡萄糖注射液 10mL 稀释后缓慢静脉滴注，1 日 1 次，连用 10 日。

## 28. 肛瘘术前查明主管及支管走向有何重要意义?

在肛瘘手术前，必须首先查明主管走向，并根据侵占内外括约肌及肛管直肠环的部位和范围，然后做出适当的治疗措施，才能达到预期的治疗效果。倘若术前不能查明主管走向，心中无底，而盲目地进行手术，很可能会引起不良后果。

手术之前，不仅要查清主管走向，同时还要了解支管分布情况，且在手术时都须将瘘管切开，勿使遗漏，才可避免愈后复发。

## 29. 得了肛瘘在手术中、手术后应注意哪些事项?

目前肛瘘手术多采用骶管麻醉，是硬膜外麻醉的一种。术中操作时患者可能感觉针刺感，为正常现象，不用紧张害怕，可适当追加局部麻醉，缓解手术疼痛刺激。若患者术中紧张过度，可适量给予镇静药，避免出现心脑血管意外。

术中手术体位多为截石位（如孕妇分娩顺产体位）。若手术时间较长，可能出现腰背部疼痛，患有“腰脱”的患者更甚，因此术中尽量放松，避免腰背部过度用力。术后骶麻部位可能出现酸胀感或针刺感，一般不用采取任何措施，该症状会逐渐消散。

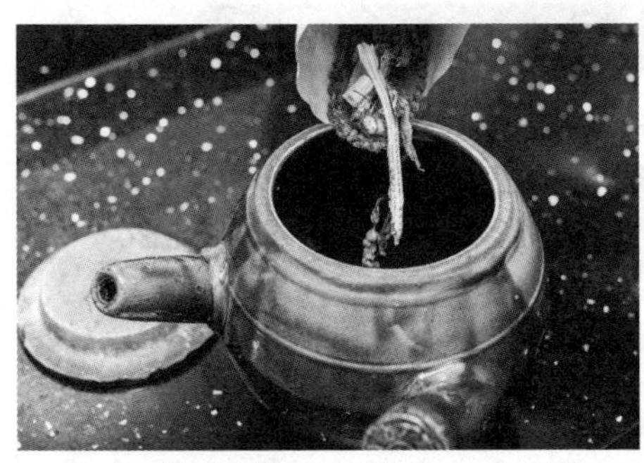

患者术后可用常规中药洗剂坐浴，保持局部清洁，适量下床活动，促进切口引流，保证营养均衡。睡眠要充足，心情要愉悦。

## 30. 什么是挂线疗法？有何优点？

挂线疗法是利用橡皮筋或有腐蚀作用的药线的机械性压迫作用，缓慢切开肛瘘的方法。它最大的优点是不会造成严重肛门失禁，还具有操作简单、出血少、换药痛苦相对较小、在橡皮筋脱落前不会发生皮肤切口假性愈合等优点。

## 31. 挂线疗法如何正确操作？

挂线疗法就是先以探针插入肛旁外口，沿瘘管管道切开一部分管道，遇到瘘管距离内口较近而又穿过较多肛门括约肌时，不用直接切开，而是用药线、丝线或橡皮筋通过这部分瘘管的两端，并给予强力结扎。通过腐蚀和紧勒作用，使组织绞窄而发生慢性缺血性坏死，缚线逐渐脱落，瘘管被剖开。这种慢性切开过程就叫挂线疗法，又称“慢性切开法”。

## 32. 切开挂线术的治疗原理是什么？

切开挂线术实际上是一种慢性“切开”和牢固的持久的对口引流术，不怕感染，也不会使炎症扩散。它具有切割、引流、标记及异物刺激四种作用。因此，切开挂线术治疗高位肛瘘不会引起肛门失禁。

（1）切割作用：利用橡皮筋持续收缩的弹力作用，“以线带刀”，使挂线圈内的组织因缺血而逐渐坏死，使括约肌与周围组织缓慢割开、勒断，边切割边修复。

（2）引流作用：挂线勒割扩大引流通道，有利于肉芽组织自创底部顺利生长，具有良好的引流作用，可减轻感染。

（3）标记作用：一期手术中的挂线作为二期手术中寻找、切开保留在深部的瘘管，以及肛管直肠环的标记。

（4）异物刺激作用：线或橡皮筋作为一种异物，可刺激局部产生炎性反应，通过炎性反应引起的纤维化而使括约肌断端与周围组织粘连固定，断端不会因切断而回缩，边勒开边修复，故不致括约肌完全离断而失禁。

所以，切开挂线术也可以说是保留括约肌功能的术式。操作简便、易于掌握、安全有效，对肛门功能无大影响。挂线剧痛，应用美蓝长效止痛剂已基本解决，现在国内已广泛应用。但支管过多，创面过大，愈合时间较长。

## 33. 切开挂线术的适应证和注意事项是什么？

适应证：①适用于距肛门 3 ～ 5cm，有内外口的低位或高位单纯性肛瘘，或作为复杂性肛瘘切开、切除的辅助治疗；②适用于瘘管主管贯穿外括约肌深层和耻骨直肠肌以上的高位肛瘘，包括骨盆直肠窝瘘、高位后马蹄形瘘、高位直肠后间隙瘘等。

注意事项：①要准确地找到内口，一般在探针穿出内口时，如不出血，则证明内口是准确的；②伤口必须从基底部开始，使肛管内创口愈合，防止“架桥”。一般橡皮筋在 7 日左右可以脱落，若 10 日还不脱落，说明橡皮筋较松，需再紧一次；③术后每天用 1∶5000 高锰酸钾热水坐浴并更换敷料，同时还应保证便后坐浴；④肛瘘橡皮筋切开后，创面用生肌散或玉红膏换药，2 ～ 3 周后创口多能愈合。

## 34. 肛瘘橡皮筋如何脱掉？紧线是怎么回事？

肛瘘手术后的橡皮筋一般会自行脱落，如果橡皮筋松动的话可能还需要紧线。

肛瘘手术用橡皮筋一般是因为找到了肛瘘的内口而进行的挂线，避免一次切开导致的肛门功能损伤。橡皮筋可起到标记、慢性切割、引流、异物刺激的作用。橡皮筋什么时候脱落需要根据患者的切口愈合情况而定，所以做完手术后不要急于让橡皮筋脱落，需要遵循医生的告知。如果橡皮筋过早脱落也并不完全是一件好事，可能会出现术后大便失禁的情况。所以建议术后及时换药，定期复查，必要时收紧橡皮筋，如果有任何不适的情况应及时咨询医生，应该谨遵医嘱。

## 35. 高位肛瘘挂线多久能脱落？

高位肛瘘术后挂线需要 10 ~ 15 天再进行收紧，在 15 ~ 20 天线会逐渐脱落。术后采用抗感染治疗，排便后要进行伤口清洗，情况允许时可以坐浴治疗，坐浴后要进行换药，术后饮食多吃高蛋白类食物。

挂线治疗简单、便捷还经济，又不影响肛门功能，痕迹小，引流快。临床挂线一般 15 ~ 20 天就会自行脱落；高位肛瘘处肌肉厚，时间长些。一周没有进行脱落就要调节挂线松紧度使它尽早脱落。肛瘘会影响患者的各个方面，应当在发病初期就要做手术，术后定时换药，防止感染使病情加重。

## 36. 挂线（橡皮筋）在手术后多长时间脱落？为什么肛瘘手术后有时要紧线？

挂线（橡皮筋）的脱落时间与挂线时橡皮筋的松紧和所挂组织的厚薄有很大关系。线或橡皮筋挂得紧，所挂组织少者，挂的线或橡皮筋脱落自然也快；线或橡皮筋挂得松，所挂组织多者，脱落自然也慢。因此挂线或橡皮筋何时脱落与术者的操作有很大关系。

笔者认为，如肛管直肠环已纤维化（临床表现为肛管直肠环僵硬），即使予以一次性切开，也不至于出现肛门失禁，可予一次紧扎，使其在 7 ~ 10 天脱线。但对尚未纤维化者，一次紧扎橡皮筋，因挂开的断端尚未生长粘连在一起，则有发生肛门失禁的可能。所以，肛瘘挂线应掌握在 2 周左右脱线。对 2 周后挂线仍未脱落者，要适当紧线，瘘管深者可能要做 2 ~ 3 次紧线。

## 37. 肛瘘切开法的适应证包括什么？如何操作？

肛瘘切开法适用于低位单纯性肛瘘和低位复杂性肛瘘；对高位肛瘘切开时，必须配合挂线疗法，以免造成肛门失禁。在局部麻醉或骶麻下，确定内口位置和瘘管走行方向后，在探针引导下，切开皮肤、皮下组织和瘘管外壁，使瘘管部分敞开，确定无疑后再将探针插入未切开残余部分直至内口，切除瘘管壁和坏死组织，修剪肛外创缘，使伤口呈底小口大的“V”形创面。

## 38. 什么是肛瘘切除术？适应证及手术过程是怎样的？

肛瘘切除术是切开瘘管并将瘘管壁全部切除至健康组织，创面不予缝合；若创面较大，可部分缝合，部分敞开。此法适用于表浅的低位肛瘘，因瘘管在外括约肌深部以下，切开后只损伤外括约肌皮下部和浅部，不会出现术后肛门失禁。在局部麻醉下，用探针从外口轻轻插入，经内口穿出，然后将整个瘘管包括周围变硬组织全部切除，修整边缘，伤口内填以油纱布。术后每日换药至痊愈。

## 39. 什么是肛瘘切除缝合术?

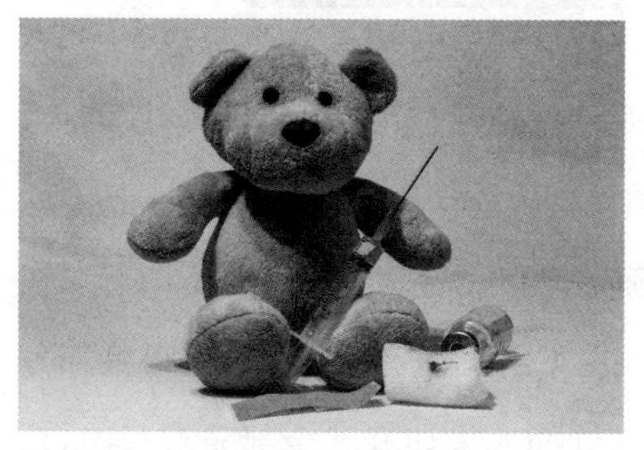

肛瘘切除缝合术适用于单纯性或复杂性低位肛瘘，如触到瘘管呈硬索状，则效果更好。用探针从外口轻轻插入，经内口穿出，沿探针与括约肌垂直方向，切开皮肤、皮下及瘘管壁组织，将外口、肉芽组织、染有亚甲蓝的管壁坏死组织、内口和瘘管周围的瘢痕组织全部切除，修整创缘皮肤，要求创面宽度略大于创口深度，充分止血。如内口出血，用 2–0 铬制线缝合内口黏膜 1 针或 2 针。从创面至创底用 1 号丝线做间断全层缝合，置橡皮片引流。若缝合张力过大，则加几针减张缝合。

## 40. 高位挂线、低位切开（缝合）术的适应证及操作是怎样的?

高位挂线、低位切开（缝合）术适用于单纯性或复杂性高位肛瘘。术前需做肠道准备，手术开始同肛瘘切除术。沿探针切除肛缘1.5cm以外至外口的管道及瘢痕组织，肛缘1.5cm以内至内口间仅切开皮肤，然后抽紧橡皮筋并结扎。充分止血后，将挂线以外的切口全层缝合，外盖敷料，包扎固定。

## 41. 什么是脱细胞黏膜基质填塞术？有何优势？

脱细胞黏膜基质填塞术是一种全新的治疗肛瘘的方法，同时也是一种新的肛瘘微创手术，适用于单纯性肛瘘。首先，用探针或亚甲蓝染色，确定内口位置。然后，对瘘道进行搔刮处理，再以无菌盐水或过氧化氢冲洗瘘管。将一个用猪小肠制备的脱细胞肛瘘修复基质（瑞栓宁）材料填塞瘘管，缝合内口。该方法无创伤、无痛苦、恢复快，能最大限度保护肛门括约肌功能，但治愈率较低。

## 42. 什么是肛瘘截根术？

肛瘘截根术适用于多发性外口的肛瘘，数个外口通于一个内口者。选择距肛门最近的一个外口纳入探针，寻找内口，并切开挂线（方法同挂线术）。分别于其他外口纳入探针，探明无另外的内口后，以刮匙搔扒管壁，清除腐肉后，放置油纱条引流，外盖敷料，包扎固定。也可将其他分支瘘管切开。

## 43. 蹄铁形肛瘘的手术治疗是怎样的？

蹄铁形肛瘘又称马蹄形肛瘘，是一种特殊的贯穿括约肌的肛瘘，也是一种高位弯形肛瘘。由于瘘管围绕肛管，由一侧坐骨直肠窝到对侧，成为半环形如蹄铁状而命名。在齿线附近有一内口，而外口数目多分散在肛门左右两侧，其中有许多支管，向各支蔓延。蹄铁形肛瘘又分为前后两种，以后者多见，因肛管后部组织比前部疏松，感染容易蔓延。

蹄铁形肛瘘应采用切开挂线疗法，如后蹄形肛瘘，先用有槽探针从两侧外口插入，逐步切开瘘管，直到两侧管道在接近后中线相遇时，再用有槽探针仔细地探查内口。内口多在肛管后中线的齿线处，如瘘管在肛管直肠环下方通过时，可一次全部切开瘘管和外括约肌皮下部和浅部。如内口过高，瘘管通过肛管直肠环的上方，须采用挂线疗法，即先切开外括约肌皮下部、浅部及其下方的瘘管，然后用橡皮筋由剩余的管道口通入，经内口引出，缚在肛管直肠环上，这样可避免因一次切断肛管直肠环而造成肛门失禁。然后剪除创口边缘的皮肤和皮下组织，使创面敞开，并刮除瘘管壁的肉芽组织，创面填以碘伏纱布条或油纱布。

## 44. 什么是纤维蛋白胶封堵术？

纤维蛋白胶封堵术是在彻底清除内口以及管壁坏死组织的前提下，应用生物蛋白胶彻底黏堵内口，封闭瘘管。该术式因损伤小、简单易行的显著优势，在国外得到广泛应用。但治愈率报道不一。

## 45. 可视辅助系统下肛瘘治疗术的操作过程如何进行？有何优势？

可视辅助系统下肛瘘治疗术术式的操作过程：首先在可视辅助系统帮助下，利用瘘管镜探查出瘘管及其分支走行、内口的位置，然后在视野下，通过电极刀将瘘管摘除，最后通过直线吻合器处理内口。这种术式的主要优势在于发挥了可视系统的作用，能够更准确地定位瘘管、内口，对肛门附近组织造成的影响小，愈合时间短，减轻患者疼痛感。

## 46. 激光瘘管消融术的治疗原理是什么？有何优点和缺点？

肛瘘术后复发的一个主要原因是瘘管组织清除不彻底。使用激光瘘管消融术治疗肛瘘的原理是应用激光探针发出的能量均匀灼烧破坏瘘管上皮及肉芽组织，通过收缩效应达到闭合瘘管的目的。

激光瘘管消融术具有不损伤肛门括约肌、微创、安全、术后疼痛少、住院时间短、愈合快、不影响二次治疗等特点，但也存在一些缺陷，如操作过程具有一定盲目性，容易遗漏分支瘘管导致复发，且设备价格不菲，患者治疗成本高。此外，内口的处理方案尚未统一，缺乏激光瘘管消融术标准操作指南，同时也缺乏与其他术式疗效的对比研究。因此，需进一步研究评估其价值。

## 47. 单纯性肛瘘如何治疗？

对于单纯性肛瘘，主要选择手术治疗。单纯性肛瘘可分为高位肛瘘和低位肛瘘，手术方法并不相同。低位单纯性肛瘘，一般推荐采用肛瘘切开术或肛瘘瘘管切除术，可以完全治愈。高位单纯性肛瘘如果一次性将瘘管切开或切除，可能会损伤肛门括约肌，导致肛门失禁，因此推荐采用肛瘘切开挂线术。利用橡皮筋的弹性切割作用将瘘管组织缓慢切开，防止损伤肛门括约肌引起肛门失禁。

## 48. 复杂性肛瘘如何治疗?

对于复杂性肛瘘的治疗，一般不推荐采用肛瘘切除术、切开术，痊愈率较低，主要方法包括挂线疗法、I 期切除缝合术、Hanley 改良术、黏膜瓣推移术、解剖学根治术、显微手术等。近年来，生物补片修补等手术治疗也开始应用于临床。

## 49. 复杂性肛瘘的手术治疗需要注意什么?

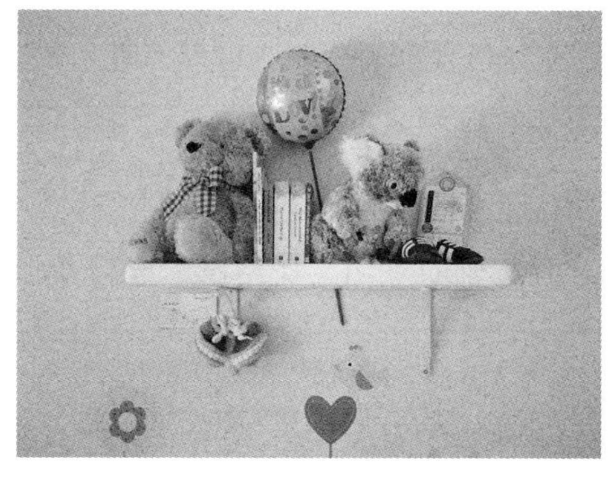

复杂性肛瘘的手术复杂，难度大，复发率高，易损伤肛门功能。手术治疗时需充分、慎重地预评估手术后的肛门功能及复

发的概率。若难以达到预期效果，瘘管挂线引流，带瘘生活也是一种安全的选择。

（1）瘘管的分支、窦道、无效腔在肛门外括约肌浅层之外，无论多少均可一次全部切开或切除，而将通向内口的肛管段的主管道保留，待肛管外切开的瘘管创面有新生上皮后（术后 15 日左右），再将主管道切开。这样虽可防止或减少对肛门外切开创面的污染，但可使治疗时间延长 10 日左右。

（2）手术中要保留两个瘘管之间的健康皮肤及皮下组织，更重要的是保留肛管部分的上皮及皮下组织。因为在肛管部位如形成较大的瘢痕，会影响肛门的感觉和舒张，组织缺损较多者可影响肛管的闭合，这些都会造成术后的肛门功能不良。

（3）瘘管的走行围绕肛门半周以上者，距肛缘 2cm 以内，深度在外括约肌浅层之下者，手术切开瘘管时，必须在瘘管中间保留 1cm 长的皮桥，待瘘管两端切开的创面已经粘连固定，再行切开保留的皮桥。这样可防止因一次切开瘘管而造成的一侧肛缘内翻、肛门变形，以致影响肛门正常功能。

（4）瘘管围绕肛门后半周以上，深度在外括约肌皮下层之下，可以一次将瘘管全部切开，但应在瘘管中间，向肛门外做放射状切开，长度应相当于瘘管全长，深度应与瘘管基底部相一致。这样既可改变创口引流角度，又能防止在肛门后形成半环形瘢痕而影响排便。

（5）高位肌间复杂性肛瘘，切开主管道及内外口时，尚有分支或窦道延伸在骨盆直肠间隙中，此时只要扩大窦道，或分支在瘘管间的开口，使呈“V”字形，再彻底搔刮分支或窦道内的腐烂组织及脓苔，且始终保持引流通畅，即可治愈。

（6）瘘管弯曲斜行通过肛门括约肌，手术切开窦道时，必须保持瘘管在通过肛门括约肌的部分与肛管呈纵形放射状切开，可减少肛门括约肌损伤，有利于保护肛门功能。

（7）瘘管呈 90° 弯曲，切开时应在成角部位做“T”字形切口，以利创口引流愈合。

（8）复杂性肛瘘手术时，均应从瘘管外口注入色素溶液（亚甲蓝或甲紫），以便观察瘘管走行。分支情况为手术提供标志，因为只靠探针难以全面准确地探查清楚。

（9）肛瘘手术中，对异常分泌物，应做细菌培养，异常组织增生应做病理检查，此举有利于对病因的判断。

## 50. 切开挂线术在复杂性肛瘘中是如何应用的?

复杂性肛瘘可以谨慎应用切开挂线术，挂线治疗复杂性肛瘘通常采用分期操作：一期挂线控制感染，二期处理瘘管。两期治疗方式不同，挂线治疗的治愈率为 62% ~ 100% 不等。也可以切割挂线，逐渐收紧切开括约肌。挂线疗法愈合率较好，但对肛门括约肌功能的影响各研究差异较大，术后失禁发生率为 0 ~ 67%，可能与肛瘘的类型和失禁的标准有关。挂线术操作相对简单，出血少，费用低，在国内使用率较高。但是这种治疗可能导致肛门括约肌功能障碍，因此，2016 年版指南将此治疗方式推荐等级降低，医生应当结合自身经验、患者病情，谨慎开展此术式。

## 51. 高位肛瘘手术应用实挂法和虚挂法的优缺点是什么?

目前，挂线疗法治疗高位肛瘘有多种术式，并且存在各自的特点。其中实挂法可以达到根治肛瘘的目的，疗效确切，但是存在痛苦大、疗程长、紧线时机和紧线度缺乏量化、肛门功能损伤和不完全性肛门失禁等缺点。虚挂法只挂线不紧线，舍弃了传统实挂线的慢性勒割作用，不勒断括约肌，充分保证了括约肌的完整性，从而保证了肛门括约功能完好，但是却存在长期复发率高、临床应用较少的缺点。因此，如何基于一定的原理，充分结合实挂法和虚挂法的优点，对于临床有重大意义。

## 52. 干细胞移植术能治疗肛瘘吗?

间充质干细胞是一种多能干细胞，具有自我更新、多向分化潜能和免疫调节等多种生物学特性。肛瘘的主要问题在于创口需要较长时间才能愈合。所以，为了进一步缩短愈合时间，学者们将目光瞄准间充质干细胞，首先对瘘管进行搔刮处理，然后注入间充质干细胞，将内口缝合起来，封闭内口。这种方法的优势在于不会影响肛门括约肌功能，并且能够对同一个患者多次应用，然而治疗成本较高。

## 53. 肛周瘘管造成的肛周脓肿和瘘管能一次手术解决吗?

为了避免手术对排便功能的影响，对于有瘘管的患者，一般不提倡在做切排引流的同时做瘘管切除。这种方法虽然看起来一劳永逸地解决了肛周脓肿的病因，但此时手术，容易造成肛管直肠障碍，影响排便功能，所以一般先处理肛周脓肿，等没有感染的时候，再处理肛周脓肿形成的诱因。

## 54. 肛瘘术后创面愈合治疗方法包括什么？

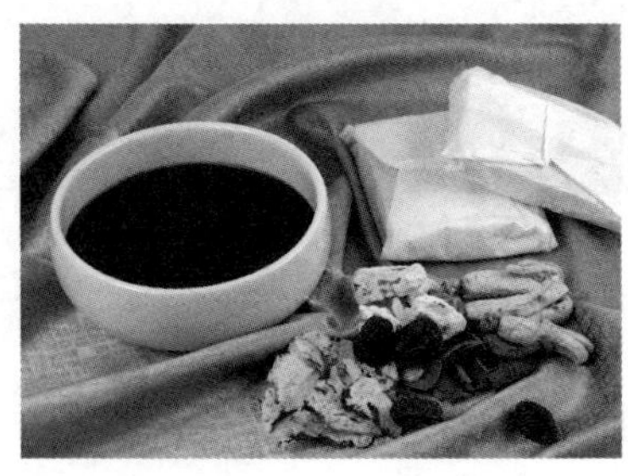

对于术后的促伤口愈合治疗，中医疗法主要有中药熏洗、中药口服、中药油膏、中药掺药外敷等，西医主要有应用抗生素及微波疗法。

## 55. 肛瘘术后复发说明什么？

有的患者因患肛瘘而做了手术，但创面长期不能愈合，仍有少量的脓性分泌物及胀痛不适等感觉，或者创口愈合后，不久又见复发，这些情况的发生，多数是由于手术不彻底造成的，少数是由于治疗不当引起的。手术不彻底的原因是进行肛瘘手术时，没有准确找到内口，以致切开方向有偏差，原发感染灶得不到清除而死灰复燃，或者是仅切除了主要管道而残留了一部分分支瘘管造成复发。另因治疗不当，主要是因为术后换药时未注意嵌紧纱条，造成创口假性愈合而复发；亦有少数是一些结核性肛瘘的病例，因术后没有采取相应的抗结核治疗，所以，创口长期不能愈合，中医学认为此属于阴证范畴，应该用温阳解凝的方法治疗。

## 56. 得了肛瘘如不能及时治疗会不会癌变?

肛瘘长期不能得到有效治疗会癌变，且此类病例近年来持续增加。一般认为肛瘘癌变与长期慢性炎症刺激关系密切，肛瘘癌变是一个渐进过程，由单发瘘不治、反复感染变为多发性外口瘘，由单纯瘘变为复杂瘘。肛瘘外口周围皮肤反复破溃、愈合、再破溃，周而复始，肛周皮肤组织由软变硬，渐渐硬结连接成片，疼痛并不剧烈，往往不会引起患者重视，最终癌变。据报道，肛瘘 10 年以上者癌变率较高，应该引起患者高度重视。

## 57. 肛瘘癌变应如何治疗?

肛瘘癌变常采用腹会阴联合切除术，除应将外部皮肤和盆底组织彻底清除外，还必须将坐骨直肠窝软组织及臀大肌（必要时）一并切除。腹内手术只要切除直肠和远端乙状结肠及乙状结肠动脉即可。局部切除有复发的可能性。

## 58. 肛瘘手术后需要多长时间愈合?

肛瘘的手术方法有切开、挂线、切挂等疗法，主要目的是剖开管道，让创面暴露，新肉从基底部生长，直至愈合为止。其疗程长短要视瘘管的大小、复杂程度及患者的体质情况来决定。一般的皮下瘘术后 2 ~ 3 周可治愈，单纯性低位肛瘘疗程需 3 ~ 4 周，少数高位复杂性肛瘘疗程要长些。对于创口愈合慢的患者，在饮食方面还需增加营养，术后需吃些如甲鱼、火腿等高蛋白的食物，促使新肉生长，还要注意肛门局部锻炼，每天做肛门收缩运动，每日 2 次，每次 3 分钟左右，可改善局部血液循环，促使创面尽快愈合。

## 59. 克罗恩病肛瘘的非手术治疗效果如何?

90% 的克罗恩病肛瘘患者使用莎尔福或甲硝唑联合喹诺酮类抗生素治疗可以改善症状。免疫抑制药，如硫唑嘌呤、6- 巯基嘌呤、环孢素和他克莫司也可用于治疗本病。生物治疗是现在克罗恩病的主要治疗方式，英夫利昔单抗是一线用药，初始治愈率为 38% ~ 55%，远期治愈率为 39%。阿达木单抗、赛妥珠单抗等也有相关临床研究，其疗效有待进一步证实。

## 60. 莎尔福有何功效？如何服用？

莎尔福又名美沙拉嗪肠溶片，本品主要成分为美沙拉嗪。美沙拉嗪的体外实验表明其对一些炎症介质（前列腺素、白三烯 B4、C4）的生物合成和释放有抑制作用，其作用机制是通过抑制血小板激活因子的活性和抑制结肠黏膜脂肪酸氧化，来改善结肠黏膜炎症。体外研究显示，美沙拉嗪对肠黏膜前列腺素的含量有一定影响，具有清除活性氧自由基的功能，对脂氧合酶可能起到一定的抑制作用。本品口服后在肠道释放美沙拉嗪。美沙拉嗪到达肠道后主要局部作用于肠黏膜和黏膜下层组织。美沙拉嗪的生物利用度或血浆浓度与治疗无关。本药适用于溃疡性结肠炎的急性发作和维持治疗，以及克罗恩病急性发作。

用法用量：①口服。常用剂量为 1.5g/d，对于 0.25g 片，一次 2 片，一日 3 次。②如果治疗剂量大于 1.5g/d，尽可能服用 0.5g 片。③每次服用时，应在早、中、晚餐前 1 小时，并用足够的水送服整片；疗程请遵医嘱。

## 61. 克罗恩病肛瘘的手术治疗原则是什么？可采取何种治疗方式？

手术治疗克罗恩病肛瘘必须遵循个体化原则，根据疾病程度和症状轻重做出判断。无症状、仅有局部感染表现的肛瘘可以长时间保持稳定状态，无须接受手术治疗。有症状的简单低位克罗恩病肛瘘可以接受肛瘘切开术。由于该病的慢性病程和高复发率，应尽可能保留括约肌功能。松弛挂线在克罗恩病肛瘘的综合治疗中起一定作用，并可用于长期疾病控制。长期挂线可以持续引流和防止肛瘘外口闭合，即便如此，反复感染率仍>20%，患者有不同程度的肛门失禁。克罗恩病肛瘘患者可以接受直肠推进瓣修补术、肛瘘栓或括约肌间瘘管结扎术。手术治疗效果相对较差，术后功能恢复也较隐窝感染肛瘘差。无法控制症状的复杂性克罗恩病肛瘘可能需要接受永久性造口或直肠切除。

## 62. 肛瘘术后可出现哪些并发症？如何治疗？

（1）出血：术后创面多见渗血，压迫止血可以解决；若为活动性出血，必须行结扎或缝扎止血。

（2）尿潴留：术后疼痛引起的尿潴留，去除疼痛因素可自行缓解。因麻醉时间过长、膀胱括约肌功能未恢复引起的，可给予膀胱区热敷或针灸治疗，针灸可取关元、水道、阳陵泉、足三里、三阴交等穴。若经积极处理仍不能排尿者，需导尿。

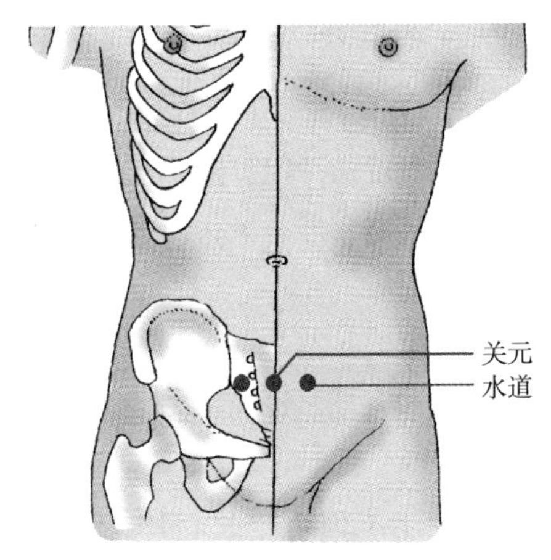


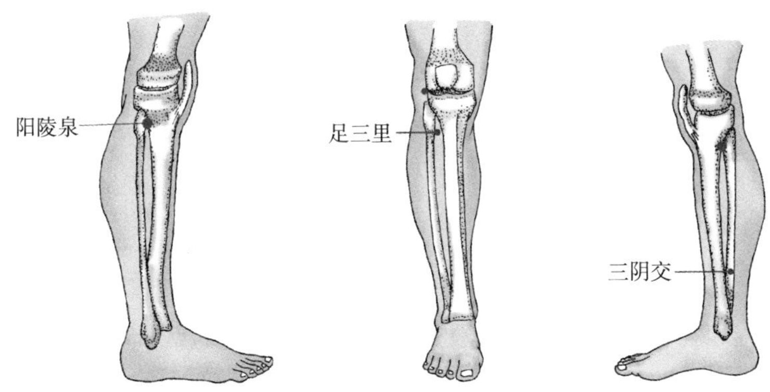

（3）切口感染及假性愈合：术后预防性应用抗生素，换药彻底，分泌物清除干净，必要时扩创切口。

（4）疼痛：轻微疼痛可通过热敷小腹或温水坐浴缓解，剧烈疼痛大多由肛瘘挂线过紧或橡皮筋结扎到皮肤造成，应适当给予镇痛药。

（5）术后失禁：术后多为不完全失禁，完全失禁很少见，术后近期出现肛门溢气溢液，多为正常现象，通过肛门提肛锻炼及自身修复，远期肛肠保健与疾病诊治，肛门功能可以逐渐恢复，但是达到术前正常水平比较困难。

## 63. 肛瘘术后近期常见的并发症有哪些？如何处理？

（1）疼痛：由于手术损伤、手术中结扎部位过低、切口分泌物刺激、干硬粪便，创面神经末梢暴露，受到刺激产生而产生疼痛。疼痛轻微者可不予处理，但疼痛剧烈者应给予处理。

（2）排尿困难：多因麻醉影响、手术刺激、肛管内填塞纱布过多或肛门局部水肿发炎，而引起膀胱颈部和尿道肌肉痉挛，产生尿潴留。可在术后少量饮水，采用平时常用的排尿姿势，多数患者通过放松、听流水声刺激，可自行排尿。

（3）发热：术后 2 ~ 3 天内，如体温在 37.5℃左右，多为吸收热，一般不需特别处理，可自行退热；如若持续发热或体温在 38℃以上，伴白细胞计数增高、肛门疼痛等，多为感染引起，需进行治疗。

（4）出血：肛门直肠血管丰富，混合痔和肛瘘手术常为开放伤口，如血管结扎不牢或内痔结扎不紧或残端保留过少，结扎线滑脱，或当痔核枯萎脱落时，可出现创面渗血，甚至出现活动性出血。术后当日过早离床活动或排尿、排便，丁字带过松，也会引起大出血。术后大便时少许带血，一般无须处理；动脉出血，如内痔结扎线滑脱或痔核枯萎脱落时（常发生在术后 7 ~ 10 天），出血量可达数百毫升，则宜在良好麻醉下，找到出血点，行结扎或缝扎术。

（5）粪便嵌塞：因术后切口疼痛，患者恐惧排便而抑制排便，粪便在直肠内存留时间过长，水分被直肠吸收形成干硬粪便。另外，长期卧床，肠蠕动减弱可致粪嵌塞。应嘱患者术后要适当活动，多食蔬菜、水果、蜂蜜等。术后口服麻仁软胶囊等缓泻药物，以润肠通便。由于粪块干硬采用上述方法不能排出者，可用手指掏便。

（6）伤口感染：肛门手术的伤口是一种污染伤口，消毒不彻底，术后换药不当，伤口引流不畅，手术后伤口容易继发感染。一旦确诊形成脓肿者，应立即切开引流，防止感染扩散，同时全身应用抗生素。术后创口有假性愈合或引流不畅时，应及时扩创伤口，将凡士林油纱条嵌入创腔基底部，防止假性愈合。

## 64. 肛瘘术后远期常见的并发症有哪些？如何处理？

（1）肛缘水肿：手术结扎线过多、肛管皮肤结扎过多、术后大便干燥、排便困难等，肛门血液循环障碍，回流不畅，引起切口水肿。轻度水肿者，局部中药坐浴，方用硝矾洗剂或痔疾洗液，坐浴后外敷一效膏，能清热解毒，消肿止痛。切口肉芽水肿者，可予 10% 氯化钠溶液（高渗盐水）或 10% 硫酸镁进行肛周外敷以脱水消肿，有良好效果。

（2）伤口愈合缓慢：伤口引流不畅、异物刺激、假性愈合是造成愈合缓慢的主要原因。对引流不畅导致伤口愈合缓慢者，应及时行扩创引流。桥形假愈合应及时予以切开，换药时将凡士林油纱条嵌入创腔基底部。

（3）肛门狭窄：术中肛管皮肤损伤过多，术后肛管部严重感染，形成瘢痕性狭窄。狭窄程度较轻者，可采取用手指扩肛，同时配合肛肠内腔治疗仪治疗。狭窄程度较重者，可采取手术治疗。

（4）肛门失禁：肛门失禁是指肛门对粪便、气体、黏液失去控制的一种严重并发症。形成原因如下：①肛门及其周围组织损伤过重，瘢痕形成，肛门闭合功能不全导致失禁。②肛门括约肌损伤过多，损伤浅层及内括约肌可出现不完全失禁，切断肛管直肠环则导致完全失禁。对不完全失禁的患者，采用提肛运动、按摩疗法、电针疗法等使肛门自主括约能力增强，缓解不完全失禁。对完全性失禁者，可行手术治疗，但效果不理想。

## 65. 如何避免或处理肛瘘术后疼痛的问题?

手术过程中，出现疼痛多半是手术牵拉造成下腹部胀痛，避免手术操作力度过大，按摩下腹部可部分缓解；若是切口疼痛可适量追加局部麻醉。

术后当日局部切口疼痛，给患者带来的疼痛比较明显。解决方法多种多样，一般采用术中切口周围注射长效麻醉药（如克泽普），术后采用多元止痛方案，全方位立体式镇痛，达到微痛，甚至无痛。

排便时切口疼痛也相当明显，一般术后第 3 日常规口服缓泻剂，多饮水，保证大便质松软，并且于排便前半小时左右，将奥布卡因凝胶（或利多卡因凝胶）涂抹于切口周围，缓解疼痛。

换药时切口疼痛也不应忽视，要做到轻、柔、准、快。

## 66. 肛瘘术后疼痛怎么防治?

（1）采用局部黏膜保护剂（俗称长效麻药）和使用镇痛药可减轻肛瘘手术后疼痛。中药熏洗可活血消肿止痛，还可采用针刺龈交、二白、白环俞或肛周电刺激治疗。

（2）排便时疼痛：为了防止术后发生粪嵌塞或大便干结排出困难，术前术后均可酌情口服麻仁丸或通便胶囊等，以减轻粪便冲击撕裂肛管伤口而引起的疼痛。排便前，可用温水或中药坐浴，解除肛门括约肌痉挛，减轻粪便通过肛门时的阻力，排便后坐浴（用温水或中药粉坐浴），可清洁创面以减少异物对创面的刺激。若大便干燥，排出困难，可用温水或甘油灌肠剂灌肠，以软化大便，减轻排便时的疼痛。

（3）瘢痕疼痛：①由于瘢痕压迫神经末梢，偶尔可引起局部轻微的针扎样疼痛，一般不需处理治疗；②频发的、明显的瘢痕疼痛，可外用瘢痕膏，局部注射透明质酸酶，或胎盘组织液，以促进瘢痕的

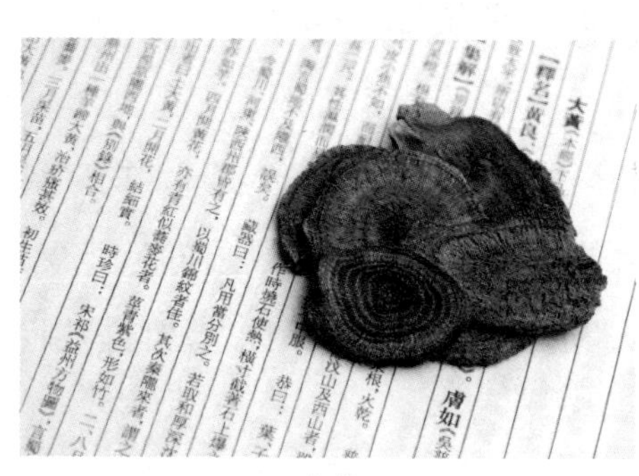

大黄

软化吸收；③中药熏洗：大黄、芒硝、制乳香、没药、桃仁、红花、当归，水煎外洗，每次 15 ～ 20 分钟，每天 1 ～ 2 次，以软坚散结，活血化瘀，通络止痛；④局部可用红外线照射，超声波治疗或中短波进行透热治疗；⑤瘢痕挛缩、肛门狭窄致排便困难时，应切除瘢痕，松解狭窄，使粪便排出通畅。

## 67. 酒石酸布托啡诺鼻喷剂（诺扬）为何能止痛？如何使用？

酒石酸布托啡诺鼻喷剂（诺扬）是一种镇痛药，是通过鼻腔给药，经鼻黏膜吸收而发挥局部或全身治疗作用的一种镇痛剂。它具有快速起效、镇痛持久、安全性高、依赖性低、副作用少、无创给药、舒适轻松、携带方便等优点。

本品的主要成分为酒石酸布托啡诺，每喷含酒石酸布托啡诺 1mg。本品适用于治疗各种癌性疼痛、手术后疼痛，肛肠术后换药镇痛。

用法用量：①每次 1 ～ 2 喷，每日 3 ～ 4 次。一般情况下，初始剂量为 1mg（一喷的喷量）。如果 60 ～ 90 分钟没有较好的镇痛作用，可再喷 1mg（一喷的喷量）。如果需要，初始剂量 3 ～ 4 小时后可再次给药。②患者痛剧时，初始剂量可为 2mg（二喷的喷量）。患者可痛止、休息和保持睡意，这种情况3～4小时不要重复给药。③老年患者，肝、肾功能不全者的初始剂量应控制在1mg（一喷的喷量）以内，如有需要，在90～120分钟再给药1mg（一喷的喷量）。重复给药剂量需根据患者的药物反应情况而定，不必固定给药间隔时间，间隔时间一般应不少于6小时。

## 68. 奥布卡因凝胶为何能止痛？如何使用？

奥布卡因凝胶为白色或浅黄色的透明黏稠凝胶。其主要成分为盐酸奥布卡因（又名丁氧基普鲁卡因），适用于各科检查、处置、小手术的表面麻醉和术后肛肠换药止痛。

用法用量：本品可用于肛肠术后换药，将消毒棉球浸润本品（根据创面大小，调整用量），涂布于肛外创面，3分钟后开始正常换药操作；直肠、结肠镜检，将本品5～10mL注入肛内和涂布肛门，3分钟后涂抹少许本品于腔镜表面润滑即行检查。尤其是对有痔疮和肛裂等疾病患者，止痛润滑效果明显。

## 69. 肛瘘术后尿潴留如何防治？

术前排空膀胱，控制输液量和输液速度，选择合适的麻醉方式可预防尿潴留的发生。如发生尿潴留可采用针刺关元、三阴交、至阴，还可用耳压、中药内服的方法治疗，必要时导尿。

一般肛门直肠疾病局麻术后应鼓励患者适当饮水，及时排尿，若术后 8 小时仍未排尿，小腹胀满，可给予局部热敷。若因对环境改变或体位变化而排尿困难者，可搀扶患者去厕所排尿，并让患者听流水声，以起到暗示和条件反射等诱导作用，从而达到排尿的目的。

松解敷料法：如果肛门直肠内外填塞纱条敷料过多、过紧，可直接给予松动敷料或拉出纱条少许，即可缓解尿道压迫的情况及肛门括约肌的痉挛情况，但要防止创面渗血。

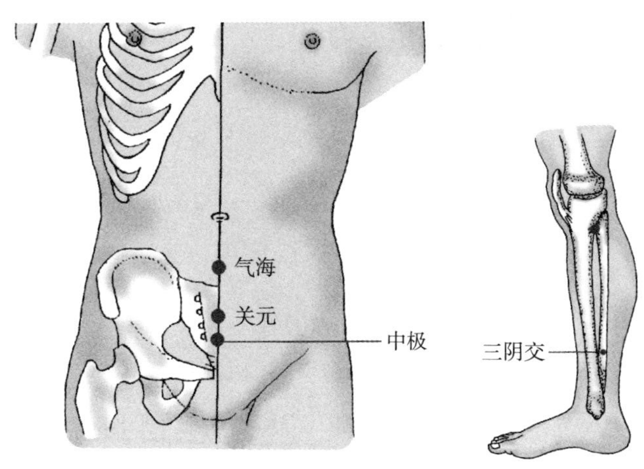

针灸疗法：用针刺或隔姜灸中极、关元、气海、三阴交等穴，可帮助患者排尿。

药物治疗：可用新斯的明肌内注射，兴奋膀胱逼尿肌，以帮助排尿（适用于因麻醉药物作用而引起的尿潴留）；亦可口服盐酸特拉唑嗪片，拮抗 $\alpha_1$ 肾上腺素受体，改善慢性膀胱阻滞者的尿道功能和症状。中药可选用八正散、五苓散、金匮肾气丸等，或用单味鲜柳叶或干柳叶水煎服，或用大葱、盐，共捣成泥状，炒热贴敷小腹部均可。

导尿：上述治疗无效而叩诊患者膀胱充盈平脐时，或患者自觉症状明显，可行保留导尿。

## 70. 肛瘘术后发热如何防治?

（1）手术后吸收热：如术后近期内发热，体温在 37.5 ~ 38℃，白细胞计数正常或略有升高，且时间多在 1 ~ 3 天，常为手术损伤或药物影响所致，临床可称为吸收热，一般不需特殊处理，几天后发热可自行消退。如体温虽不超过 38℃，但自觉症状较重，或体温超过 38℃或合并外感时，可用解热镇痛药如安痛定、扑热息痛等。如突然高热可肌内注射安痛定，每次 2mL。中药解表剂对术后吸收热尤其是合并外感时，效果较好。

（2）个别患者术后当日或 1 ~ 2 天，出现高热，体温 38℃以上，一般并非感染，可能为外感，应查白细胞计数，以便区分。如术后感染所致发热，一般体温较高，可逐渐升至 38℃以上，也可突然高热，发生时间多在术后 3 天以后，如不及时处理，其出现时间较长，且热势逐渐加重。

（3）感染发热：可用抗生素等抗菌药物治疗，或服清热解毒和清热利湿剂。感染局部也要做必要的清创处理。如持续发热，体温升高明显或体温波动较大，伴随出现伤口疼痛，肛门部坠胀感明显，应考虑伤口感染或脓腔处理不彻底，应仔细检查伤口并及时清创引流，积极控制感染灶。并可于处理感染灶后，给予抗生素控制感染，防止病情进一步加重。

（4）消痔灵注射术后，如果肛门坠胀感明显，体温升高，注射部位黏膜色泽改变，或局部先出现硬结，进而转变为黏膜下波动感，应考虑局部黏膜坏死继发感染，可予甲硝唑保留灌肠，并控制全身感染，如不能控制症状，应考虑手术治疗，使黏膜下感染得到适当的引流，进而使症状得到控制。

## 71. 肛瘘术后如何抗感染治疗?

普通切口患者口服抗生素，常用甲硝唑。对化脓性切口，多采用青霉素肌内注射。青霉素过敏者，采用庆大霉素加甲硝唑静脉滴注，有严重感染者可静脉给药。术后使用抗生素时间不宜过长，一般以 3 ~ 5 日为宜。若患者持续感染，需监测体温、血常规，必要时需要做脓培养、血培养，使用对致病菌敏感的抗生素。

中医药根据肛瘘术后创面特点针对性用药，如清热解毒药物：连翘、金银花、蒲公英、紫花地丁、败酱草等；清热利湿药物：黄连、黄芩、黄柏等；扶正托里药物：黄芪、当归等；清虚热药物：地骨皮、青蒿、白薇等。

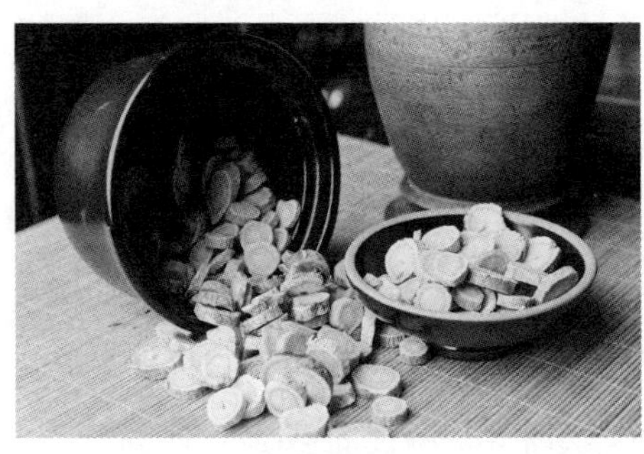
黄芪

## 72. 肛瘘术后感染如何防治?

虽然肛肠的手术基本都是在污染区进行的，但术后感染发生并不常见。这主要是由于术后伤口多为开放伤口，引流情况较好，伤口不易积存容易导致感染的污物。同时，由于采用术后坐浴治疗，避免了大部分皮肤问题（蜂窝织炎、脓肿等）。痔疮术后感染大都是在对肛门、直肠和结肠疾病实施手术或治疗时引起的继发感染。原有的感染如肛周脓肿等不属此范围。

局部出现红、肿、热、痛等感染征象时应及时处理，可外敷金黄散或黄连软膏，缝合的伤口可做间断拆线。

脓肿已成者，应及时切开引流，防止感染扩散。

有桥形愈合或引流不畅者，应及时切开，填入纱条引流，防止假愈合。

因感染继发大出血者，在止血的同时应控制感染，促进创面修复。

应用抗生素：为防止感染扩散，对患者做全身性抗感染治疗。

筋膜以下的严重感染：应及早扩创，多切口引流减压。对有窦道形成的应做利于引流的“八”字形切口，同时清除肉芽组织。对于少数的特异性感染应大胆扩创，清创彻底。

## 73. 肛瘘术后腹泻如何防治?

腹泻的原因有很多，但基本上跟肛肠手术没有关系。肛瘘术后腹泻者平时要注意合理饮食，忌辛辣、生冷、油腻等刺激性的食物，注意肛门清洁卫生；可以在医生的指导下服用温和调理肠胃的中成药四磨汤口服液来帮助胃肠功能恢复，缓解腹泻的情况，或可以服用益君康、莎尔福等治疗；建议可去综合医院复查，明确病情。

## 74. 益君康有何功效？如何服用？

益君康又称复方嗜酸乳杆菌片，是一种以生物学途径调整肠道菌群的生物制剂，也是目前国内市场上唯一可常温保存的四联活菌制剂。通过补充益生菌，调节肠道蠕动，增强免疫，促进消化，具有四菌协同、胃肠同治等优点。根据多年临床用药经验，推荐在肠镜检查一周内补充这种多联菌株益生菌，有助于快速恢复肠道菌群平衡。本品为复方制剂，每片含嗜酸乳杆菌 $5 \times 10^6$ 个。辅料为淀粉、蔗糖。本品用于肠道菌群失调引起的肠功能紊乱、急慢性腹泻、便秘、功能性消化不良、IBS、UC 及小儿反复性腹泻、儿童消化不良等。

用法用量：口服。成人一次 1 ～ 2 片，一日 3 次；儿童用量请咨询医师或药师。

## 75. 康复新液（京新）有何功效？如何服用？

康复新液（京新）是美洲大蠊干燥虫体的乙醇提取物。有效成分主要有表皮生长因子、多元醇类、黏多糖、核苷类和多种氨基酸等。其作用：①促进肉芽组织生长，促进血管新生，加速坏死组织脱落，迅速修复各类溃疡及创伤创面。②抗炎、消除炎性水肿，可抑制组织氨所致小鼠皮内色素渗出和抑制二甲苯所致小鼠耳郭肿胀。③提高机体免疫功能，能提高巨噬细胞的吞噬能力；提高淋巴细胞及血清溶菌酶的活性，使体内 SOD 值回升，调节机体的生理平衡。④本品对幽门结扎型胃溃疡及无水乙醇型胃溃疡有明显的保护作用，能明显减少胃液分泌量、总酸排出量及胃蛋白酶排出量，对消化性溃疡有疗效，能有效预防慢性结肠炎。功能：通利血脉，养阴生肌。内服：用于瘀血阻滞，胃痛出血，胃、十二指肠溃疡的治疗，以及阴虚肺痨的辅助治疗。外用：用于金疮、外伤、溃疡、瘘管、烧伤、烫伤、褥疮之创面。

用法用量：①内服：一次 10mL，一日 3 次，或遵医嘱。②外用：a. 冲洗：取康复新液 100mL 放入喷壶内，喷壶口对准患处，由内到外，自上而下，进行缓慢喷洒冲洗，感染创面先清创后再用本品冲洗。每次 50mL，一日 2 次。b. 湿敷：将康复新液 100mL 倒入容器内，医用纱布在药液中浸透后，敷于患处。定时用无菌镊子夹取纱布浸药后淋药液于敷布上，保持湿润 20 分钟，一日 2 次。c. 坐浴：将康复新液 200mL 加入 40 ~ 45℃的温水稀释至 1200mL（1∶5 温水稀释），趁热先熏洗，后坐浴。每次 15 ~ 20 分钟，一日 1 次。

## 76. 肛瘘术后排便困难如何防治?

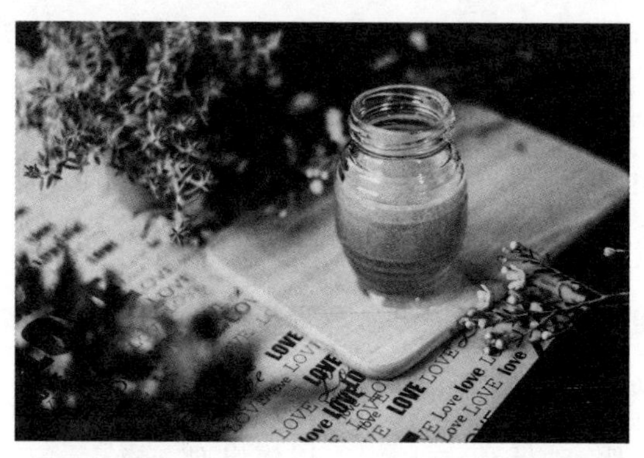


因术后切口疼痛，患者恐惧排便而抑制排便，粪便在直肠内存留时间过长，水分被直肠吸收形成干硬粪便。另外，因为肛门疼痛不敢吃东西，吃的东西比较少，尤其是纤维素含量高的食物比较少，肠道里没有足量的食物残渣形成粪便，导致几天才有一次大便，这个时候大便就容易干，造成排便困难。应嘱患者术后要适当活动，多食蔬菜、水果、蜂蜜等；术后口服杜密克、麻仁软胶囊、首荟通便胶囊等缓泻药物，以润肠通便。

## 77. 首荟通便胶囊有何功效？如何服用?

首荟通便胶囊又名顺益舒，是一种润肠通便药。本品通过提高肠道动力，增加结肠黏液的分泌，有效改善便秘症状，提高便秘患者的生活质量。组方来源于多年的临床经验方，临床用于功能性便秘的患者，由何首乌、芦荟、决明子、枸杞子、阿胶、人参、白术、枳实组成。方中人参补气、阿胶补血，白术补脾，枸杞子补肾，不单纯泻下，气血动力双补，体现了以补治秘、攻补兼施的治则，养阴益气，泄浊通便。本品主要用于功能性便秘，中医辨证属气阴两虚兼毒邪内蕴证者，症见便秘，腹胀，口燥咽干，神疲乏力，五心烦热，舌质红嫩或淡，舌苔白或白腻，脉沉细或滑数。肝功能不全者、既往有何首乌或含何首乌制剂引起肝损伤病史者、孕妇及哺乳期妇女禁用。

用法用量：饭后温开水送服。一次 2 粒，一日 3 次。疗程为 14 天。

## 78. 杜密克有何功效？如何服用？

杜密克又名乳果糖口服溶液，其主要成分 4–O– β –D–吡喃半乳糖基 –D– 果糖，是荷兰生产的乳果糖，得到国内外指南强烈推荐。本品用于慢性便秘、习惯性便秘的治疗，特别是老年人、儿童、孕妇等特殊人群的便秘治疗，有效期为 36 个月，也用于治疗和预防肝昏迷或昏迷前状态的肝性脑病。临床常用的规格分别是 200mL/ 瓶，高密度聚乙烯瓶装；

15mL/袋，6袋/盒，聚乙烯铝袋装。其组成为每100mL乳果糖口服溶液含乳果糖67g，半乳糖：≤10g，乳糖：≤6g。杜密克不含任何辅料。

乳果糖在结肠中被消化道菌丛转化成低分子量有机酸，导致肠道内pH下降，并通过保留水分增加粪便体积。上述作用刺激结肠蠕动，保持大便通畅，缓解便秘，同时恢复结肠的生理节律。

在肝性脑病（PSE）、肝昏迷和昏迷前期，上述作用促进肠道嗜酸菌（如乳酸杆菌）的生长，抑制蛋白分解菌，使氨转变为离子状态；通过降低接触pH，发挥渗透效应，并改善细菌氨代谢，从而发挥导泻作用。

用法用量：①乳果糖应直接吞服而不应在口中停留。应根据个人需要调整用药剂量。②如每日1次治疗，则应在相同时间服药，如早餐时。缓泻剂治疗期间，建议每日摄入足量的液体（1.5～2L）。③常规剂量15mL，一日2次，对于手术患者，术后至少使用4周，有利于术后快速康复。对于瓶装杜密克，可使用量杯。对于15mL单剂量袋装杜密克，撕开包装袋一角后即刻服用。

## 79. 麻仁软胶囊有何功效？如何服用？

麻仁软胶囊是在麻仁丸原方基础上，经中药材提取和乳化等多道工艺制成的高浓度无糖型软胶囊制剂。本品主要用于治疗中老年便秘、习惯性便秘、久病术后便秘、痔疮便秘等。本方由火麻仁、苦杏仁、大黄、枳实（炒）、厚朴（姜制）、白芍（炒）等组成。方中火麻仁润肠通便为主药；辅以白芍养阴濡坚，杏仁降气润肠；佐以枳实破结，厚朴除满，大黄通下。纵观全方，润肠药与泻下药同用，具有润而不腻、泻而不峻、下不伤正、润肠通便之功。

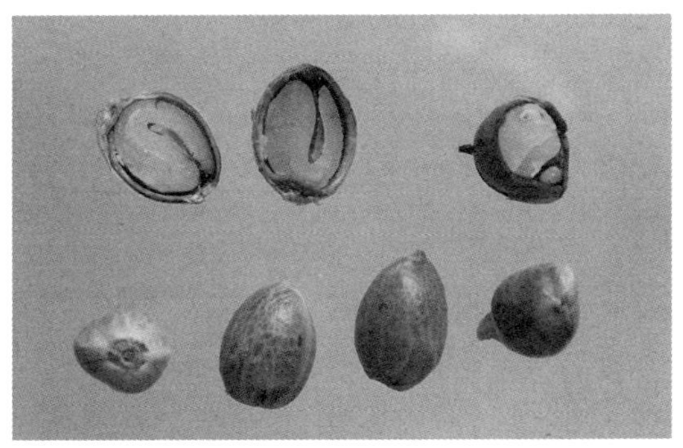

火麻仁

用法用量：口服。平时一次 1 ~ 2 粒，一日 1 次，急用时一次 2 粒（每粒 0.6g），一日 3 次。

## 80. 肛瘘术后出现肛门狭窄如何防治?

这是因为手术时肛门、肛管皮肤黏膜切除过多，组织缺损后出现肛门、肛管狭窄。指诊时，示指不能入肛，造成大便排出困难。这种情况如果经过手指扩肛不能缓解时，需手术治疗，实施瘢痕松解术。

## 81. 肛瘘手术后肛门失禁的原因有哪些?

肛瘘手术之后出现肛门失禁是比较常见的一种问题，造成肛门失禁的原因主要是肛瘘手术破坏了肛门括约肌，或者术后疼痛，从而导致了肛门失禁。

一般情况下，如果肛瘘的位置比较低下，手术可以一次性切开瘘管，不会引起肛门失禁，对肛门的功能没有任何的影响。但是有的时候肛瘘的位置比较高，瘘管深入到括约肌肌层里面，此时如果对肛瘘管进行切开的话，很容易影响到肛门括约肌的功能，如果不小心，很容易导致肛门括约肌受损，就会发生肛门失禁。

肛门失禁一般可以分为两种，一种是暂时性的肛门失禁，另一种是永久性的肛门失禁，如果属于暂时性的肛门失禁，经过恢复锻炼，大约需要一周左右的时间，肛门括约肌的功能能够完全恢复，如果是永久性的肛门失禁，一般来说，通过修复锻炼也是可以康复的，但是需要的时间比较长。

为了避免出现肛门失禁而导致生活工作受到极大影响，患者在去医院做手术的时候，一定要寻找资质比较好的医院，同时寻找手术经验比较丰富的医生来进行诊治，不然的话出现肛门失禁就会非常的麻烦。

## 82. 肛瘘术后会不会引起肛门失禁?

由于手术会损伤肛门括约肌，手术时一定要正确处理，特别是对病变累及肛管直肠环的肛瘘，应尽量保存括约肌和肛管直肠环的完整性，减少肛门失禁等后遗症。

## 83. 如何避免肛瘘手术后肛门失禁?

肛瘘手术一般需要切断部分肛门括约肌，特别是高位复杂性肛瘘手术，甚至会损伤肛管直肠环，这样势必会影响肛门的控便能力。轻者术后出现溢气、溢液，重者稀便控制不住，有的会出现大便失禁。根据多年实践经验总结积累，从肛瘘挂线疗法，到推移黏膜瓣或皮瓣技术，再到近年来比较流行的括约肌间瘘管结扎术（LIFT），特别是后者（LIFT）充分体现出肛瘘手术微创时代的到来，给肛瘘患者带来了福音，不仅获得了良好的治愈率，而且操作简单、手术痛苦小，更好地保护了肛门括约肌，患者术后未出现肛门失禁报道。

## 84. 肛瘘术后出现大便失禁如何防治?

如果肛门手术造成括约肌破坏过多，则会出现不同程度的肛门失禁，包括气体失禁、液体失禁、稀便失禁和成形便失禁。轻的失禁（气体、液体）可以通过提肛运动和其他保守疗法进行改善；但是严重失禁（软便、成形便）必须通过肛门整形、括约肌修补术才能解决。但是恢复到正常生理功能还是不太容易的。

## 85. 术后肛门括约肌功能障碍的危险因素包括什么?

术前肛门失禁、复发瘘、女性生理结构、复杂瘘、既往肛瘘或肛门直肠手术都是术后肛门括约肌功能障碍的危险因素。

## 86. 肛周脓肿手术能不能同时行肛瘘手术？

肛周脓肿与肛瘘是同一种疾病的不同阶段，患者往往经历了肛周脓肿之后，逐渐形成肛瘘。据报道，此种概率在27% ~ 80%，有的人害怕二次手术，要求医生在行肛周脓肿手术同时一并把肛瘘手术做了。这种冒进的做法一度被广泛应用，但是随着对肛门功能保护的重视，肛周脓肿一期切开引流，二期行肛瘘手术的治疗方案，逐渐被业内接受。在肛周脓肿手术中，因为是疾病的早期阶段，寻找肛瘘内口大多是困难的，甚至是盲目的，有时人为探查会造成“假内口”的发生。因此，肛周脓肿与肛瘘尽量分期治疗。但对于瘘管性脓肿，可以采用切开挂线疗法找到内口，手术是可以一次完成的，避免了二次手术带来的痛苦。

## 87. 中医内治法治疗肛瘘的原理是什么？效果如何？

中医内治法主要是通过中药口服促进创面愈合，总则以“消、托、补”三法为要。肛瘘多因肛痈溃后，余毒未尽，加之金刃所伤，气血亏虚，术后应以补益和透脓的药物，扶正祛邪，托毒外出。益气托毒法之托里消毒饮有托毒祛腐生肌、凉血活血止痛、清热解毒除湿之效，可促进血液循环，改善创口局部微循环，促进肛瘘术后开放性创口的愈合。临床对于肛瘘术后促进创面愈合的中药应用甚广，经方或加减口服效果甚好，既能促进肛瘘术后患者创面愈合，又能减轻恢复过程中创缘水肿，减少疼痛，并减少肛瘘的复发。

## 88. 中医内治法是如何治疗肛瘘的?

辨证施治是中医最具特色的治疗方法，依据患者证候的不同，采用不同的治疗方法，以达到辨证施治的目的。①湿热下注证：治以清热利湿，服用芩连平胃散；②气滞血瘀证：治以行气活血祛瘀，服用复原活血汤；③气血亏虚证：治以补益气血，服用十全大补丸；④对于“早期托生肌不致成瘢”的观点，采用“补托”之法，达到健脾、和营、托毒的功效，可服用愈创汤。

## 89. 中医外治法是如何治疗肛瘘的?

（1）中药熏洗法：将中药用沸水充分煎煮或浸泡后，借助药力及热力，对疾患部位采取先熏后洗的方法，方中可选用秦艽、黄柏、防风、炒苍术、大黄、乳香等加减，具有活血散瘀、消肿止痛、收湿敛疮的功效。

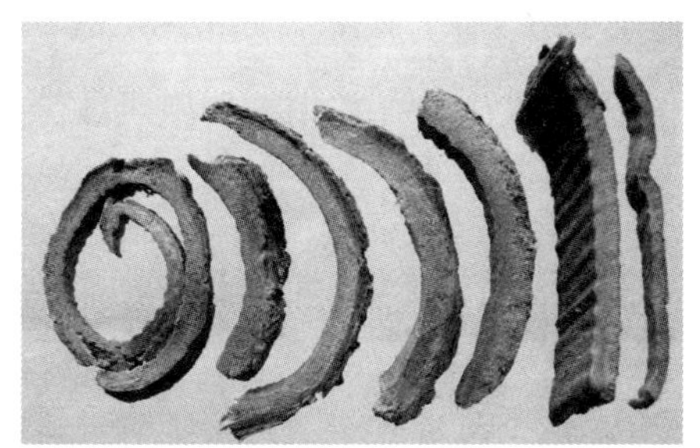

黄柏

（2）外敷法：将紫草膏、九华膏等涂抹于肛瘘术后创面，起到活血消肿、收敛生肌等作用，促进了创面的愈合。

## 90. 治疗肛瘘的敷药法常用哪些药物？

治疗肛瘘的敷药法常用的有油膏和掺药。

（1）油膏：适用于外口闭合或引流不畅、局部红肿热痛者。常用的油膏有九华膏、如意金黄膏、黄连膏、鱼石脂软膏等。

（2）掺药：将药物研成粉末，按制剂规则配伍而成，直接撒布于患处，或撒布于油膏上敷贴，或黏附于纸捻上，插入瘘管内。常用的掺药有以下两类。

①提脓祛腐药：适用于脓肿溃后脓水未净，腐肉已脱，

或瘘管引流不畅者，常用方如九一丹、八二丹、七三丹等。

②生肌收口药：适用于肛瘘术后腐肉已脱，脓水将尽时，能促进肉芽组织和上皮生长。常用方如生肌散等。

## 91. 针灸疗法有何作用？对肛瘘患者有何作用？

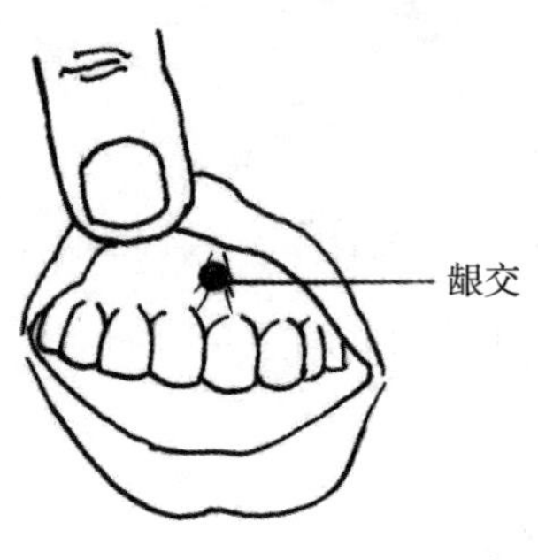


针灸分为针刺和艾灸，其疗法具有疏通经络、调节机体免疫功能的作用。止痛作用为针灸疗法的一大特色，针灸通过缓解痉挛的肛门括约肌，增加局部血流量，减轻患者的疼痛，促进创面的愈合。采用针刺龈交穴疗法，能够显著缓解肛瘘术后疼痛，提高患者生活质量，调和肝脾，通畅气血运行，丰富局部血供，加快创面愈合速度，且针刺止痛较西药口服止痛不良反应少。针灸疗法对于肛瘘术后促进创面愈合经济简单有效，操作简单，临床疗效显著，值得大力推广。

## 92. 儿童肛瘘怎么办？

儿童肛瘘早期可以坐浴、热敷、理疗、口服抗生素、局部外用药膏。保持排便通畅，加强肛周清洁护理，部分病例可痊愈。若病情反复发作，影响儿童生活和睡眠时应该行外科手术治疗。

## 93. 儿童肛瘘手术方式有哪些?

儿童肛瘘常用的手术方式有瘘管切除术、瘘管切开术、瘘道挂线疗法及瘘道修补术等。小儿低位肛瘘最好选用瘘管切开手术，优点是操作简单、安全、可靠，患者无不适感。特别提醒的是，女童的直肠前庭瘘或会阴瘘，应采用经直肠或经会阴行瘘道修补术，绝对不能单纯地行瘘管切开或挂线术。

## 94. 婴幼儿得了肛周脓肿及肛瘘在什么时期做手术比较合适?

婴幼儿肛瘘在患病前期，即肛周脓肿期，一般以低位脓肿居多，应及时行切开引流术，其中部分患者可以免于肛瘘手术而自愈，因此脓肿切开引流术后，不要急于行肛瘘手术；若行一次性切开根治术，以后位脓肿为宜，前位脓肿（尤其是女婴）尽量分期治疗；肛瘘形成后，多采用肛瘘挂线术，若切口较大，可适当采取可吸收线缝合的方法闭合创面。

## 95. 儿童肛瘘什么时候做手术好?

把握好小儿肛瘘手术时机对肛瘘术后愈合有重要作用。慢性肛瘘发病 6 ~ 12 个月时是最佳手术时机，因为此时的瘘道形成较完整和充分，手术后不易复发；还应选择在瘘道开放期治疗，此时手术可以减少括约肌的损伤，不影响肛门的发育及功能；另外小儿肛瘘也有自愈倾向，随着免疫功能的不断健全及加强局部护理，保守治疗即可治愈。女童的直肠前庭瘘或会阴瘘，手术时机选择以年龄 5 岁以上为宜，这时会阴体有一定发育，便于手术，解剖清晰，操作方便，术后也容易配合，护理方便。但最好选择在女童发育前，以免月经期造成逆行感染。

## 96. 小儿肛瘘能自愈吗?

小儿肛瘘在临床上并非少见，但比较重的肛瘘比成人少。家长不必急于手术治疗，因为有部分患儿随着年龄的增长，免疫功能的提高、发育的完善，肛瘘可能自愈，如果不能自愈，最好等到孩子能配合手术的年龄再做手术。

## 97. 为什么肛瘘术后要进行坐浴?

便后、换药前应进行坐浴，有助于清洗创面上的污物及分泌物，便于医生换药，用一些中药的熏洗坐浴还能促进创面的愈合。《外科正宗》中认为坐浴可流通气血，散瘀化滞，解毒脱腐，消肿止痛。肛周脓肿术后，在控制感染及止血的同时，配合中药坐浴是治疗肛周脓肿术后红、肿、痛、脓性分泌物的最佳选择。中药坐浴能使药物直接作用于创面，借助热力，促使血液循环加快，达到和增强消炎止痛、清热解毒、排除脓血、去腐生肌、大便通畅等作用，从而有利于创口早期愈合。

## 98. 如何进行肛瘘的坐浴熏洗?

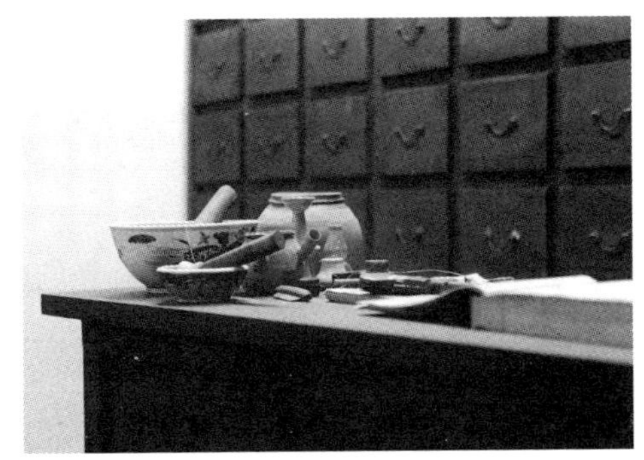

中药熏洗坐浴疗法是中医传统的外治方法，在肛肠科运用很普遍。熏洗坐浴可疏通经络、调和气血、活血化

瘀、燥湿杀虫，从而达到消肿、止痒、止痛的目的。

熏洗法即把药物加水煮沸或用散剂冲泡后，先以其蒸汽熏肛门部位，待药物温度降至皮肤可以耐受时，即可以坐浴15 ~ 20分钟。熏洗及坐浴可以起到清洁肛门、促进局部血液循环、促进创面愈合、防止感染的作用。一般坐浴熏洗所用的中草药多具有清热解毒、活血消肿的功效。临床常用的熏洗药有硝矾洗剂、痔疾洗液等，疗效可靠，使用方便。

## 99. 激光坐浴机与普通熏洗椅熏洗有何不同?

激光坐浴机包括激光照射疗法、传统盆式温热坐浴、中医特色药物三大要素，是集药物坐浴、激光照射、温热清洗、气泡按摩、热风风干五大功能于一体的坐浴熏洗机，为盆底疾病的治疗和肛肠术后康复提供了一种有效的方法，持续为医院和患者创造最大的综合效益。

## 100. 激光坐浴机的作用原理是什么?

激光坐浴机的原理是应用激光的生物刺激作用，结合热水坐浴、气泡按摩共同作用于人体病变组织和经络穴位，进而促进血液循环和代谢，改善机体免疫功能，达到消炎、镇痛、加速愈合的目的。

## 101. 激光坐浴机熏洗有何优势?

（1）精确恒定的水温有利于充分发挥药物的作用，并让敏感的创口尽量避免因水温变化造成的刺激。

（2）运用 650nm 激光的生物刺激作用，消炎镇痛，促进伤口的修复与愈合。

（3）自动清洗盆底创面，促进血液循环从而减轻疼痛。

（4）创口清洗完成后自动热风风干，避免患者盆底创面周围潮湿，有利于创面出血凝固结痂，同时也方便换药。

因此，激光坐浴机具有安全、有效、方便、舒适等优点。

## 102. 肛瘘术后需要坐浴多久?

肛瘘临床以手术治疗为主，术后护理同样重要，直接影响手术效果，需要引起患者注意。

便后坐浴是术后护理的重要措施之一，可用 1∶5000 高锰酸钾液、淡盐水或用中药煎汤坐浴，每日坐浴 1 ~ 2 次，每次 10 ~ 15 分钟。坐浴的天数根据病情而定，一般在切口愈合后再坐浴 2 ~ 3 周。如果有特殊需要，比如为了预防和软化瘢痕组织，坐浴时间可以适当增加。

## 103. 温水坐浴对肛周问题有哪些帮助？

温水坐浴能够促进肛门、会阴伤口愈合，减轻伤口之肿胀及疼痛。因为温水坐浴可以提高局部组织温度，扩张血管，促进皮肤、皮下组织和肌肉的血液循环，提高局部组织的代谢率，使血管的通透性增加，缓解肌肉的痉挛和疼痛。如根据情况加入药物护理肛周，效果更佳。

## 104. 肛门洗剂对肛瘘术后创面恢复有何影响？由哪些药物组成？

应用肛门洗剂熏洗后创面疼痛、渗出及水肿等主要症状显著改善，创面面积、愈合时间显著减少，临床疗效显著提高，提示肛门洗剂熏洗可有效促进肛瘘术后创面愈合。中医学认为，肛瘘为湿热蕴结不散、气血不畅、邪气留滞所致。虽经手术切除，但创面局部湿热未尽，邪气蕴结，加之手术所致的肛周经络、血脉损伤，易引起气血亏虚，从而导致创面愈合不良。因此，清热燥湿、补气化瘀的原则应贯穿肛瘘术后治疗始终。

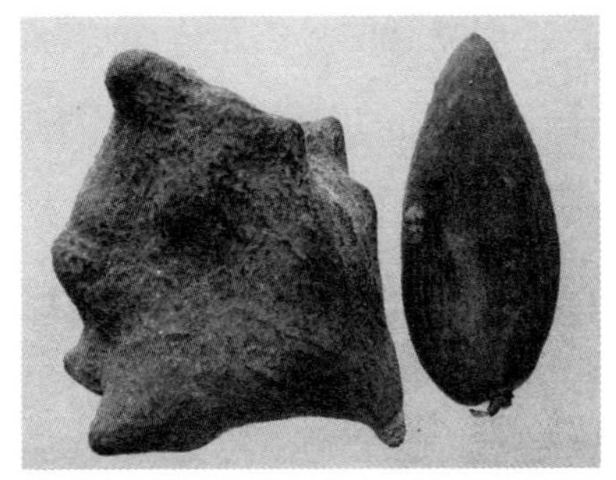
五倍子

肛门洗剂是肛肠科以五倍子汤为基础自拟的一种外科洗液，方剂由五倍子、桑寄生、白及、苦参、黄柏、明矾、荆芥、芒硝等中药组成。方中五倍子味酸、涩，性寒，可收湿敛疮，清热解毒；苦参味苦，性寒，可清热燥湿，泻火解毒。两者合而为君。明矾味酸、涩，性寒，可收敛生肌，解毒燥湿；芒硝味咸、苦，性寒，可清热泻火，消肿疗疮。两者合而为臣。桑寄生味苦、甘，性平，可补肾益气，治疮毒；白及味辛、苦，性微寒，可化瘀止血，补肺生肌；荆芥味辛，性微温，可祛风解表，透疹消疮；黄柏味苦，性寒，可清热燥湿，泻火解毒。诸药合用，共奏清热解毒、消肿燥湿、止痒止血之功。

## 105. 肤芩洗剂有何功效？如何外用？

肤芩洗剂是在经典古方基础上升级优化，精选优质药材研制而成，具有清热燥湿、解毒止痒、消肿止痛等功能，对肛门瘙痒症、肛周红肿热痛、湿疹瘙痒等疾病具有高效的治疗作用。

本品有明显的止痒作用，组方中含有苦参、花椒、地肤子等传统止痒中药，通过抑制单核巨噬细胞系统的吞噬功能及迟发型超敏反应，抑制突触前N-型钙通道，影响外周DRG到脊髓的突触传递等起到止痒的作用。本品具有抗炎作用，组方中的黄芩通过下调炎性细胞因子（如IL-1、IL-6及肿瘤坏死因子等）的表达产生抗炎作用。本品还具有广谱抗菌作用，药理研究显示本品对大肠杆菌、金黄色葡萄球菌等细菌，以及白色念珠菌等真菌，均具有较强的抑制和杀灭作用。同时本品具有镇痛作用。

用法用量：外用，每10mL加水稀释至300mL，每日1～2次，洗患处，坐浴效果更佳。7天为一疗程。

## 106. 派特灵有何作用？如何外用？

派特灵于1995年由中国科学院研制，于1997年上市，用于人乳头瘤病毒（HPV）感染引起的各部位尖锐湿疣疾病，治愈率93.3%，总有效率95.6%。用于宫颈HR-HPV持续感染转阴率78.6%，宫颈鳞状上皮内瘤变逆转率86.3%。据临床观察和患者的反馈，该制剂祛除尖锐湿疣的效果明显，且复发率低，对于顽固性、复发性、巨大型、疑难部位尖锐湿疣（如肛周、肛管等部位）及儿童尖锐湿疣尤其适用，是目前针对尖锐湿疣的一种有效新方法。

用法用量：第一步，用棉签将原液外涂于疣体及周围区域，每日早晚各1次，每次可反复涂抹3遍使其充分吸收。对疣体较大或面积较大的可用湿敷方法，每次15分钟，连续使用3天，停用4天为1疗程，停用期间涂抹“沙棘油”以促进创面愈合。第二步，待疣体脱落及创面愈合后，再重复3～4个疗程，以进一步清除亚临床及病毒。第三步，为防复发阶段，可用4～6层纱布浸透派特灵50倍稀释液湿敷原皮损部位及相邻部位，每次10分钟内，第一个月每日1次，第2、3个月每2天1次。

## 107. 复方荆芥熏洗剂有何功效？如何外用？

复方荆芥熏洗剂由荆芥120g，防风120g，透骨草300g，生川乌90g，车前草300g，生草乌90g，苦参120g组成，具有祛风燥湿、消肿止痛的功能。本品适用于外痔、混合痔、内痔脱垂

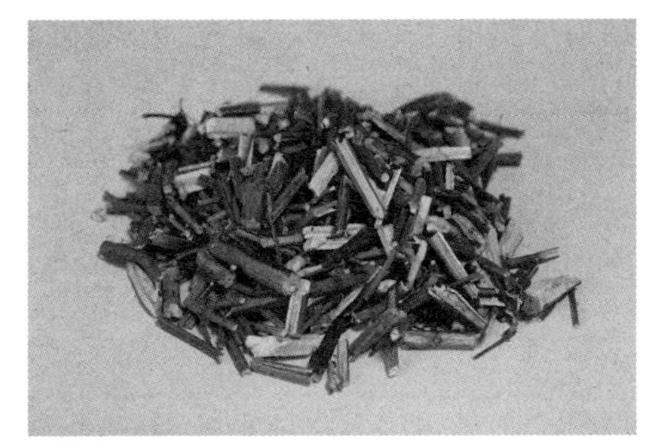

荆芥

嵌顿、肛裂、肛周脓肿、肛瘘急性发作。

用法用量：外用，一次 10g，用 1000 ~ 1500mL 沸水冲开，趁热先熏后洗患处，每次 20 ~ 30 分钟，一日 2 次。

## 108. 肛瘘难以自愈的原因有哪些？

（1）肛周脓肿破溃或切开排脓术后，脓液排出，脓腔逐渐缩小，外部破溃口和切口也缩小，腔壁形成结缔组织增生的坚硬管道壁，因而不能自然闭合。

（2）肛门静脉回流不畅，局部经常瘀血，组织营养不良，影响愈合。结核杆菌、放线菌等感染所形成的脓肿，克罗恩病等难以自愈而形成特殊性肛瘘。

（3）肛周脓肿破溃或切开多在肛门外，脓液从外口流出，但原发感染多在肛窦。肛窦则是继发感染的门户，反复感染，形成瘘道。

（4）瘘道多在肛门括约肌之间通过，由于括约肌经常不断地收缩与舒张，压迫瘘道，影响脓液的排除，容易贮脓感染而难以愈合。

（5）直肠内有一定的压力，将直肠感染物质如粪便、气体，经常不断地从内口排入瘘道，刺激腔壁，继发感染后由外口排出。这也是造成瘘道的原因。

## 109. 肛瘘术后的注意事项有哪些?

肛瘘术后的注意事项主要有以下几个方面。

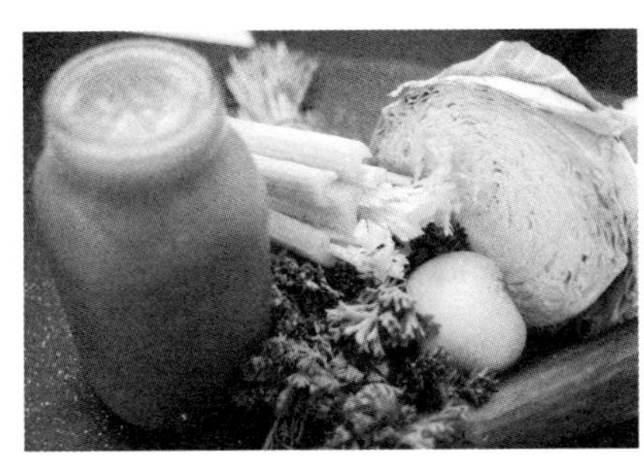

（1）术后饮食一定要清淡：肛瘘患者术后3～6个月要注意饮食，宜清淡饮食，多吃富含蛋白质食物，一定要多喝水，多吃新鲜的水果和蔬菜，不能吃辛辣刺激的食物、易上火的食物，特别是辣椒和白酒。在饮食上还应该少吃牛羊肉及海鲜。同时要保持肛门清洁和大便软化，这对于伤口愈合很关键。

（2）多吃富含维生素食物，少食油炸速食：肛瘘患者术后应多吃含丰富维生素的食物，如绿豆、萝卜、冬瓜、香蕉等新鲜蔬菜、水果；同时要建立正常的膳食习惯，因肛瘘的发生与湿热有关，油腻饮食、油炸速食，多吃容易上火，可以内生湿热，所以不宜多吃。对经久不愈的肛瘘，饮食上可以多吃含蛋白质类食品，如瘦肉、蘑菇等。

（3）保持大便通畅：保持大便通畅，防止腹泻或便秘，以减少粪便对肛瘘内口的刺激。

（4）坐浴及冲洗：术后每天应行坐浴，尤其是便后坐浴不能忽视，可用中药止痛，如神汤或高锰酸钾溶液坐浴。要保证伤口清洁，促进伤口加速愈合。对大的伤口应进行伤口冲洗，冲洗时应保持一定压力，以便使清洗液到达伤口的每一个角落。

## 110. 肛瘘术后需不需要输液、换药?

肛瘘术后需要适当应用抗生素 3 ～ 5 天，并在大便后给予坐浴、切口换药。

## 111. 肛瘘切除后为什么还要换药?

肛瘘切除后进行换药，一方面可进行脓腔的冲洗，以促进创面的愈合；另一方面是为了观察创面的生长情况，并在创口内填塞凡士林纱条或其他抗菌纱条以避免引流创口被堵塞，保证创面肉芽从内到外的生长等。

## 112. 普济痔疮栓有何功效？如何外用?

普济痔疮栓是一种复方制剂，由熊胆粉、冰片、猪胆粉组成。猪胆粉能清热解毒和收疮，冰片则有很好的清热止痛之功效，而熊胆粉具有敛疮止血、止痛及清热解毒之功。按照中医治疗理论“热者寒之”，普济痔疮栓成分均属寒凉之品，对实热证的治疗更合适。中药塞药疗法也是中医特色疗法之一，普济痔疮栓直肠给药，可借助体温，缓慢融化于直肠内部，直接作用于创面，再经肠道黏膜吸收，更好地发挥止血、清热解毒、生肌收敛和消肿止痛的作用。本品具有清热解毒、凉血止血功效，用于热证便血，对各期内痔便血及混合痔肿胀等有较好的疗效。

用法用量：直肠给药。一次 1 粒，一日 2 次，或遵医嘱。

## 113. 美辛唑酮红古豆醇酯栓有何功效？如何外用？

美辛唑酮红古豆醇酯栓又名红古豆，是一种栓剂。本品为复方制剂，每粒含吲哚美辛 75mg，呋喃唑酮 0.1g，红古豆醇酯 5mg，颠茄流浸膏 30mg，冰片 1mg。本品具有消炎、止痛、消肿的功效，适用于内痔、外痔、肛门肿胀、瘘管、肛裂等肛肠疾病及痔瘘手术后止痛。青光眼患者和对本品及成分过敏者禁用。

用法用量：外用。一日 1 ～ 2 次，每次 1 粒，临睡前或大便后塞入肛门。

## 114. 湿润烧伤膏有何功效？如何外用？

湿润烧伤膏由我国烧伤学科带头人徐荣祥教授研究发明并监制，并已被泰国、叙利亚、韩国、阿联酋等国的药政部门批准注册。新加坡中央医院已成功引进了烧伤湿性医疗技术及湿润烧伤膏。本品由黄连、黄柏、黄芩、地龙、罂粟壳组成，具有清热、解毒、止痛、生肌功能，用于各种烧伤创面，达到原位再生愈合之效果。同时本品对于各类皮肤黏膜破损的疮疡类疾病包括压疮、糖尿病足和肛肠疾病，特别是肛肠手术后的创面有很好的止痛、抗感染、减轻损伤和预防瘢痕的作用。

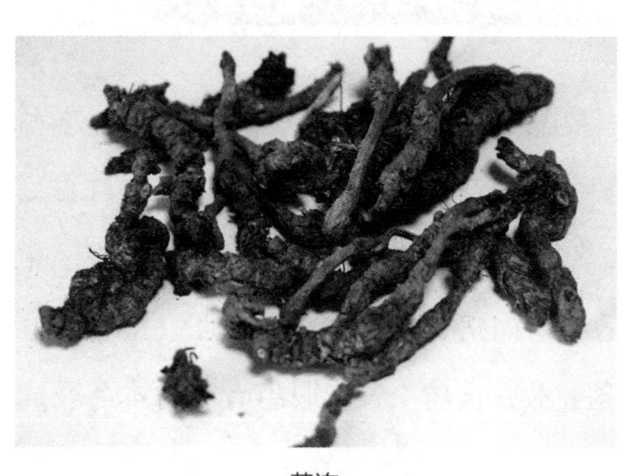

黄连

用法用量：直接外用时，可于创面彻底止血后或者坐浴清洁后，将湿润烧伤膏以 2 ~ 3mm 厚度涂抹于需要处，可覆盖也可不覆盖无菌纱布，每日换药 2 ~ 3 次，换药前需轻轻拭去创面液化物，再上新的药膏，直至创面愈合。油纱外敷主要用于部分创面在肛门内部的病例，需要以烧伤膏纱条轻轻塞入肛门以保护伤口，术后 24 小时以同样方法换药，以后每天换药 2 ~ 3 次。

## 115. 京万红痔疮膏有何功效？如何外用？

京万红痔疮膏是一种痔疮膏剂。本品由地黄、木瓜、川芎、白芷、棕榈、血余炭、地榆、赤芍、土鳖虫、大黄、黄芩、当归、五倍子、桃仁、苦参、黄柏、胡黄连、白蔹、木鳖子、黄连、罂粟壳、苍术、栀子、乌梅、半边莲、红花、槐米、金银花、紫草、血竭、乳香、没药、槐角、雷丸、刺猬皮、冰片等多种中药组成。本品具有清热解毒、化瘀止痛、收敛止血的作用，能快速止血，排脓消肿；消除痔核，有效缓解疼痛；活血散瘀，去腐生肌，促进伤口愈合；调理湿热环境，消除诱发因素。其对于内痔、外痔、肛门裂、脱肛、水肿等疾病引起的便血、脱垂、疼痛、水肿等症状均有显著疗效，用于初期内痔、肛裂、肛周炎、混合痔等，疗效显著。

用法用量：外敷。便后洗净，将膏挤入肛门内。一日 1 次。

## 116. 复方多黏菌素 B 软膏有何功效？如何外用？

复方多粘菌素 B 软膏是用于预防和治疗皮肤及伤口细菌感染的一种安全而高效的治疗药物。它具有广谱强效杀菌耐药少、止痛止痒促愈合、安全性高等特点，能够有效而彻底地杀灭皮肤及创面感染常见致病菌，不易产生耐药性；同时，可缓解皮肤伤口的疼痛及不适。推荐在肛肠疾病的保守治疗、术中及术后换药时应用，防治感染，减轻伤口疼痛，促进愈合。本品为复方制剂，其成分为每克含硫酸多黏菌素 B 5000 单位，硫酸新霉素 3500 单位，杆菌肽 500 单位及盐酸利多卡因 40mg。本品用于预防皮肤割伤、擦伤、烧烫伤、手术伤口等皮肤创面的细菌感染和临时解除疼痛和不适。

用法用量：外用，局部涂于患处。一日 2 ~ 4 次，5 天为一疗程。

## 117. 肤痔清软膏有何功效？如何外用？

肤痔清软膏来源于贵州黔东南苗乡地区的苗医验方，经现代循证医学验证，收入《中成药临床应用指南·肛肠疾病分册》《中成药临床应用指南·皮肤病分册》《临床路径释

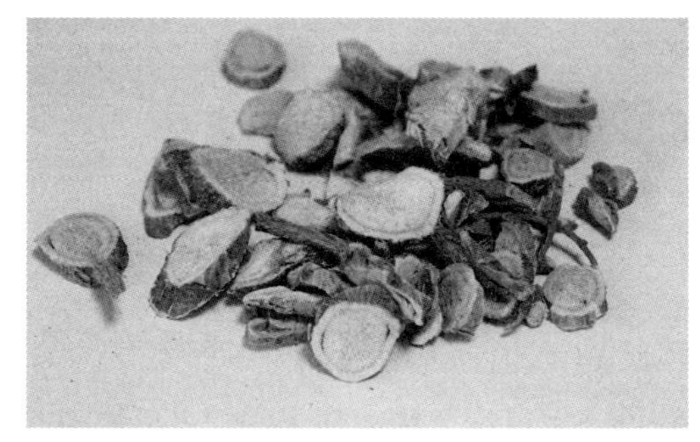
苦参

义·皮肤与性病学分册》，广泛应用于肛肠、皮肤、妇科多种疾病的治疗。据文献报道，肤痔清软膏用于肛门湿疹、肛周瘙痒疗效确切，对于痔疮、肛管炎、湿疹（浸淫疮）、皮癣、皮肤瘙痒、妇科炎症疗效满意。

本品由金果榄、土大黄、苦参、黄柏、野菊花、紫花地丁、朱砂根、雪胆、重楼、黄药子、姜黄、地榆、苦丁茶等15味中药组成。中医功效：清热解毒，化瘀消肿，除湿止痒，用于湿热蕴结所致手足癣、体癣、股癣、浸淫疮、内痔、外痔、肿痛出血、带下病。

用法用量：外用。先用温开水洗净患处，取本品适量直接涂擦于患处并施以轻柔按摩或取本品3～5g注入患处（直肠给药、阴道给药）。轻证每日1次，重证早晚各1次。结、直肠、肛门术后换药，取本品2～3g涂于凡士林纱条进行伤口填敷。

## 118. 如何治疗复杂性肛瘘?

手术中可以采取主管挂线或切除，支管用橡皮筋对口引流，10天左右根据创口情况拆除引流橡皮筋。这样创口明显缩小，创口愈合快，痛苦小，术后瘢痕小。

## 119. 肛瘘治疗的关键是什么?

肛瘘治疗的关键是找出所有内口及瘘管，并全部处理。

## 120. 结核性肛瘘如何治疗?

若无活动性肺结核或其他部位结核，常规治疗肛瘘，术后全身抗结核治疗及创口处用利福平换药，创口愈合较正常慢。

## 121. 如何治疗多次反复发作肛瘘?

建议手术前先行盆腔磁共振检查明确瘘管内口，手术中尽量一次性处理好全部瘘管。

## 122. 如何处理感染至髋臼外侧的肛瘘?

手术中主管行挂线或切除术，其感染至髋臼瘘管用橡皮筋对口引流，每日创口冲洗换药治疗，待瘘管愈合良好后拆除引流橡皮筋即可。

## 123. 肛瘘治疗有没有规律可循?

索罗门定律：以肛门两侧的坐骨结节为两个端点画一横线，称肛门横线。当瘘管外口在横线之前据肛缘 5cm 以内，内口在齿状线处与外口相对，其管道多为直行。如外口在据肛缘 5cm 以外，或外口在横线以后，内口多在后正中齿线处，其瘘管多为曲形或马蹄形。借助索罗门定律可以帮助了解、诊断肛瘘内外口的位置和管道曲直的走向情况，这对于手术中处理肛瘘有很重要的现实意义。该定律适合大部分患者。

## 124. 高位肛瘘术后多久能恢复?

高位肛瘘内口比较深，而手术就是要清除内口，使引流通畅，因此 4 ~ 6 周才能恢复好。术后换药及护理要保持伤口引流通畅，让内口很好的愈合，使伤口尽快恢复。

肛肠病为开放式创口，由于创面污染、缝合方式不同，创面由内向外愈合，所以愈合时间与自身有很大关系，因此术后要对以下方面有所了解：①饮食：肛肠术后创面生长需一定时间，与其他创面相比生长较慢，术后增加适度营养很有必要，但不可过量，否则适得其反；还有术后不可食用刺激性食物，以免影响创面恢复。②术后休息也很重要：防止运动过量使创面水肿、疼痛，过2周后少量散步。③及时换药：换药很关键，尽量每日换一次药，使创面由内向外彻底愈合，换药可在医生指导下或由医务人员操作。④排便：术后排便要有规律性，适量吃流食防止大便干燥，避免创面裂开出血。

手术后内口很容易积攒较多分泌物，建议从术后就开始给予肛门一定的护理，最好是便后用温水洗，大便时要使肛门空气流通，养成定期用温水熏蒸坐浴的习惯，注意健康合理饮食，更不可便秘，以此减少肛门创面恶化，使术后康复加快。

## 125. 肛门外伤及异物会引起肛瘘吗?

肛门外伤及异物会引起肛瘘。处理方法及方式与普通肛瘘无异，但需注意有无肛门括约肌的损伤。

## 126. 肛瘘一定要手术吗？不做手术会怎样？

肛瘘的原发病灶多在肛窦，多由肛窦内的肛腺感染而引起。肛瘘瘘道多在肛门括约肌之间通过，由于括约肌经常不断地收缩与舒张，压迫瘘道，影响脓液的排出，容易贮脓感染而难以自行愈合。加上直肠内有一定的压力，直肠感染物质如粪便、气体，经常不断地从内口进入瘘道，刺激腔壁，继发感染后由外口排出，也是造成肛瘘迁延不愈的原因。

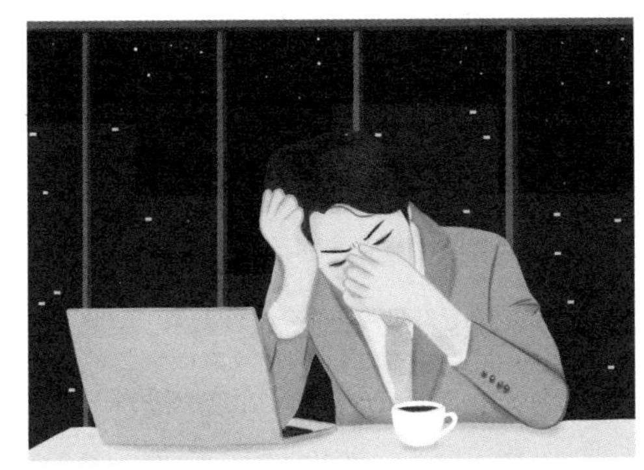

肛门的神经非常丰富，一旦肛瘘出现肿痛、流脓的症状，患者无论是坐着还是走路，都会很难受。另外，肛瘘还容易反复发作，所以非常影响生活和工作。

目前肛瘘的根治方法只有手术，吃消炎药、坐浴等方法对肛瘘的肿痛、流脓症状有一定的缓解作用，但达不到根治的效果。如果不及时治疗，单纯性肛瘘会慢慢变成复杂性肛瘘，低位肛瘘也会因为感染严重，逐渐变成高位肛瘘，增大治疗的难度，患者也会更痛苦。此外，超过10年的肛瘘有一定的癌变概率，所以对于肛瘘的治疗，一定要高度重视起来，做到早发现、早治疗，不要拖延，以免增加治疗难度。

## 127. 为什么肛瘘必须手术治疗才能治愈？

肛瘘根据瘘管的复杂程度分为单纯性肛瘘与复杂性肛瘘，从病变部位来分又可分为高位肛瘘与低位肛瘘。肛瘘是一种必须接受专业治疗的疾病。

（1）肛瘘不仅有外口，还有一个位于肛门直肠内壁的内口，脓性物质虽然通过外口排出体外，但原发病灶感染源仍然存在，肠内容物还是可以由内口进入瘘管内。

（2）肠腔中各种排泄物进入瘘管后，反复感染形成长期慢性炎症，使瘘管壁结缔组织增生变厚，形成纤维化管壁，难以闭合。而且，局部炎症刺激可引起肛门括约肌痉挛，阻碍了瘘管腔中脓液的引流，不利于管道自愈。

（3）人们认为肛瘘可以自愈的原因大多因为肛瘘初期疼痛不明显。所以很多肛瘘患者往往不重视，不及时治疗，从而导致肛周反复感染，感染范围沿括约肌间隙蔓延，形成复杂性肛瘘。

（4）原发病灶如果再进一步感染其他组织，就会引发其他疾病，甚至引发癌变。

所以，患者切莫抱着肛瘘可以自愈的错误心理，而应该及时去医院进行手术治疗。

## 128. 肛瘘为什么不能自然愈合?

肛瘘自然愈合的概率几乎没有，手术是主要疗法，常能获得痊愈。其原因有以下几点。

（1）肛瘘除了在肛周皮肤上有一个溃孔外，在肛隐窝处还有一个原发的内口，两口互通，细菌和肠内容物均可通过内口进出入脓腔管道，引起反复感染，由于炎症经常刺激，故脓水不断从外口流出，污染内裤。

（2）瘘道多在肛门括约肌之间通过，由于括约肌经常不断地收缩与舒张，压迫瘘道，影响脓液的排除，容易贮脓感染而难以愈合。

（3）瘘道弯曲阻碍分泌物的排泄，引流不畅，反复感染，造成瘘道不能自然愈合。

（4）肛周脓肿破溃后，脓液排出，脓腔逐渐缩小，但腔壁形成坚硬的结缔组织增生，管壁之间很难粘连愈合。

## 129. 手术治疗肛瘘能否引起肛门失禁?

有的肛瘘病人，经手术治疗后反而出现了干便和稀便均不能随意控制，常有粪便流出，影响了肛门括约肌的生理功能，妨碍了正常生活和工作。此时我们认为肛瘘手术失败了，并留下了后遗症——肛门失禁。一般来说，手术治疗肛瘘不会引起肛门失禁。但是，若在手术时破坏和损伤了肛门外括约肌深部、肛门直肠环、支配肛门直肠神经及耻骨直肠肌，就可引起肛门失禁或不完全失禁。

高位性肛瘘和复杂性肛瘘手术很容易引起肛门失禁，其并发症、后遗症多，复发率亦高，属于难治性肛瘘。

因此，肛肠医生必须熟悉肛门直肠的解剖生理，及其肛门括约肌的生理作用。对于复杂和侵犯肛门括约肌功能严重的瘘管，应分期分次手术，或配合挂线等疗法综合治疗，多能取得满意疗效。

## 130. 为什么高位肛瘘处理不当会引起肛门失禁?

由于高位肛瘘多走行弯曲复杂，常并有支管和死腔，如单靠由外口搔刮和挖出，难以完全清除感染病灶，而往往使治疗归于失败或术后复发，因此在治疗中，问题最多的是高位肛瘘。

人控制排便的能力，主要靠肛门外括约肌、肛提肌、肛门内括约肌的作用。肛门外括约肌又分肛门外括约肌皮下层、浅层和深层。据研究，若手术中切断外括约肌皮下层和浅层，一般不影响控制排便的能力；若切断外括约肌深层，肛门就会失去对稀便和气体控制能力，可导致肛门不完全性失禁；若切断肛提肌的耻骨直肠肌，则会完全性失禁，肛门对稀便、干便失去控制能力，并使会阴弯曲变直，肛门直肠移位变形，直肠脱垂，给患者的生活、精神带来许多不便和压力。为了解决这个难题，许多学者近年来提出了一些保留肛门括约肌的手术方法，从理论上看很不错，但实际上手术复杂，感染灶不易清除，术后伤口愈合差，复发者极多，因此说不是理想的方法。切开挂线疗法治疗高位肛瘘是中医学新的治疗方法，具有疗效可靠，不引起肛门失禁，术中基本没有出血，局麻下就可以施行，术后患者可从事日常工作等优点。本疗法已被国内外医生广泛应用，并取得了满意效果。

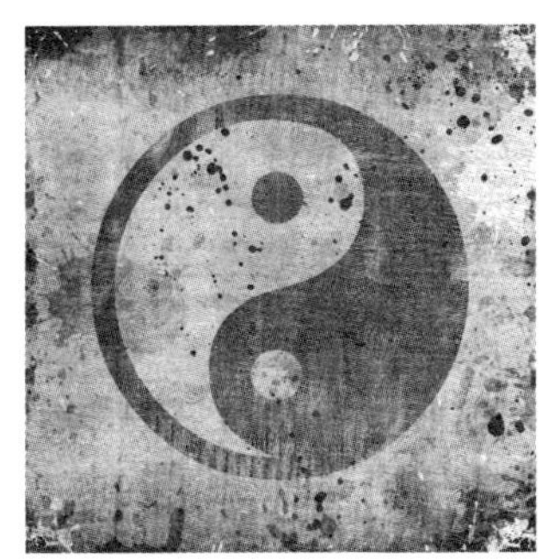

## 131. 肛瘘术后出现大便失禁怎么处理?

由于手术不慎或特殊情况，高位肛瘘术后可能出现不同程度的肛门失禁，这是肛瘘手术比较严重的并发症。但是肛门失禁是完全可以预防的，一旦出现肛门失禁，医生可根据失禁的严重程度，采取措施进行治疗。

## 132. 肛瘘手术后复发的原因是什么?

有的患者做了肛瘘手术后，不久又出现了肛门肿痛、流脓等现象，这说明肛瘘复发了。据调查，复发的主要原因是未能找准内口与清除干净原发感染病灶。近代学者几乎一致认为，彻底切除感染的原发病灶——感染的肛隐窝、肛门腺导管和肛门腺，是肛瘘根治手术中成败的关键。同样，内口处理的好坏亦起着至关重要的作用。

此外，因手术不当引起术后复发的有①瘘管切除、缝合不妥，残留分支窦道或术后感染所致。②肛瘘瘘道探查失误，造成假内口，留下病灶而复发。③没有找准内口，以致切开方向有偏差，原发感染灶得不到清除，而死灰复燃。④仅切除了主要瘘管而遗留了一部分支瘘管，造成复发。

⑤因治疗不当，造成假性愈合而复发。

这些情况的发生，多数是由于手术不彻底而形成的；少数是由于术后护理不当而引起的。认识到这一点，对肛瘘根治率的提高有很大意义。

## 133. 肛瘘手术后需要多长时间才能愈合？

肛瘘术后治愈时间的长短，与瘘管的大小、病情的复杂程度、患者的体质情况及手术方法有密切关系。肛瘘的手术方法有切开术、挂线术、切除术等，其目的都是切开瘘道，暴露创面，祛腐生肌，使新鲜的健康肉芽组织从基底部结实地生长，直至创口愈合为止。

一般来说，皮下肛瘘术后 2 周左右可治愈，单纯性低位肛瘘，需 3 周左右的时间才能渐愈；少数高位性难治瘘，疗程就相对更长一些。创口恢复慢的患者，在膳食方面需合理调养，适当多食一些高蛋白食物，同时要注意肛门局部锻炼，以改善血液循环，加速肛瘘术后早日康复。

## 134. “不住院、不开刀、随治随走”是真的吗？

肛肠病治疗是一门严谨的医学科学，而不是儿戏。目前，有些小医院、小诊所为了追求经济效益，扩大宣传，招摇撞骗，导致很多患者轻信广告而延误治疗，造成终生遗憾。一些有关治疗肛肠病的虚假广告铺天盖地，令人目不暇接，都说是祖传秘方，方法一个比一个简单，疗效一个比一个神奇，“微创无痛苦，根治不复发”“手术无痛、一秒完成、随治随走”“无须开刀、杜绝复发”等，电视、广播、报纸、网络甚至公共厕所、公交车、电线杆上铺天盖地的广告让不少患者无法辨别真假，但其中十有八九都是骗人的。那些所谓的“肛肠专家、名医”，从身份上看没有资质，从条件上看没有必需的设备，从技术上看治疗方法原始陈旧，很多所谓的祖传秘方，已是目前临床上淘汰的方法。“无任何痛苦”更是一种“障眼法”，患者总是在手术实施切割的那一刻，才知道医生所谓的“无痛”其实换来的也是嗷嗷大叫。这些“无痛手术”“一针见效”明显是缺乏科学依据的虚假宣传，但还有不少人相信，这的确令人深思。因此，作为患者，一定要尊重科学，提高自我保护意识，不要相信虚假的宣传，最好到正规医院检查，由专科医师做出诊治，以免误诊误治。不要过于追

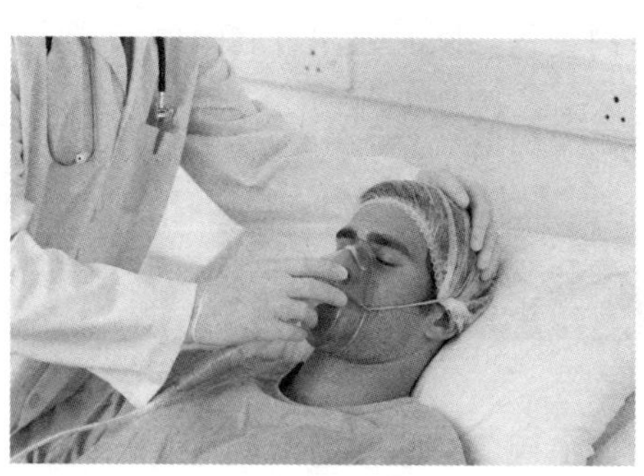

求所谓的“不住院、不开刀、随治随走、永不复发”，以免由于不合理的过度治疗，从而造成大出血、肛门狭窄、肛门失禁等严重并发症、后遗症，甚至导致死亡。

## 135. 人们得了肛瘘为什么不愿意开刀呢?

肛瘘不仅影响到了患者的日常生活，而且严重危害到了患者的健康。许多人认为肛瘘是小病小伤，挺一挺就过去了。更多的时候，患者草率地自己买点药吃下去，只在迫不得已、病情严重时才去医院看病。80% 的重病患者承认，因为长期不去医院，最终小病酿成大祸，贻误了最佳治疗时机。其原因主要有以下几方面。

（1）部位隐私：由于肛门这个器官在解剖和功能上的特殊性，比较隐私，许多患者不好意思，有病不愿意看，有痛苦不愿意说，不像脸上有病就及早看医生。有些女性患者存有害羞心态，惧怕男医生检查治疗。很多患者对肛瘘认识不足，认为肛瘘治与不治一个样；或者担心手术疼痛与费时麻烦，而宁愿反反复复用药，也不去医院治疗，故常忍受着自己的肛肠病，多年不去医院检查。

（2）害怕疼痛：因为人体肛门皮肤神经末梢丰富，属脊神经支配，痛觉非常敏感，一提到肛肠手术，人们自然会把难以忍受的剧痛和手术联系在一起，因此就有了肛肠手术“天下第一痛”的说法，这是许多应该及时接受手术治疗的肛肠病患者望“痛”却步的主要原因。这种因惧怕疼痛而不能及时接受治疗的后果，使得很多患者把早期本来很容易治疗的疾病拖成了晚期难治的大病，不仅给患者增加了痛苦，也影响了肛肠学科的研究和发展。

（3）大便失禁：肛门的舒缩和排便功能是受神经支配内外括约肌和肛提肌来维持的。这些肌肉松弛，张力降低，或被切断、切除，或形成大面积瘢痕，都会引起肛门失禁。临床上，切断肛门外括约肌皮下层和内括约肌，一般不会影响人的排便，也不会引起肛门失禁。肛肠手术时若操作不当或不规范，特别是损伤了肛门外括约肌深层，以及肛提肌的耻骨直肠肌，就会影响收缩功能，使肛门松弛，失去其对肛门的控制，造成大便失禁、直肠脱出等不良后果。

目前，我国大量肛肠病患者相信游医，痴迷小广告，得不到正规治疗，很多人没有基本的保健意识，导致漏诊、误诊。因此，及早治疗肛肠病，选择正规的肛肠医院和专业的肛肠医生是治疗肛肠病的关键。

## 136. 什么情况下肛肠疾病不必手术治疗？

总的说来，运用保守治疗就能够有效控制症状的、发展缓慢的良性肛肠疾病均不必行手术治疗，有手术禁忌证的病症则不适合手术治疗。

治疗目的在于解除或减少患者的痛苦，改善生命质量。据此，有的学者指出肛肠疾病的一般治疗原则是治疗症状，而不是治疗具体的病变本身，只要治疗后症状（即痛苦）消失或得到有效控制，而且治疗方法简便易行、安全，对患者工作和生活影响小，成本低廉，就是最好的治疗方法。

具体来说，痔疮中的炎性外痔、静脉曲张性外痔、结缔组织外痔、较小的血栓性外痔、内痔初期、二期内痔早期、一期和二期肛裂、肛窦炎、较小的肛乳头肥大、直肠炎、肛门湿疹、较轻的肛管直肠狭窄、肛管直肠黏膜脱垂等，均可采用非手术疗法来消除或减轻病痛。

## 137. 哪些肛肠疾病可在门诊治疗？

一般来说，一些简便易行、患者无手术禁忌证、术后安全、痛苦轻、不需特别护理治疗的肛肠疾病均可在门诊进行治疗，如血栓性外痔剥离术、外痔切除术、内痔注射治疗、肛裂扩肛治疗、肛周小脓肿的简单切开排脓、肛门湿疹的封闭治疗等，均可以在门诊进行。

## 138. 哪些肛肠疾病需要住院治疗?

一般情况下，病情复杂、治疗难度大、需特殊的术前准备和术后护理、容易出现某些严重并发症、痛苦较重、活动不方便或有相对手术禁忌证时，均需住院治疗，如内痔和混合痔手术、肛瘘和肛周脓肿根治术、肛裂根治术、肛乳头和直肠息肉摘除术、直肠癌手术、肛门狭窄松解术等均需住院治疗。

## 139. 肛瘘门诊手术后应注意什么?

许多基层医疗机构或个体诊所，没有住院条件或患者不愿意住院，常在门诊手术，门诊手术要承担一定的风险，应注意以下几点。

（1）手术后留观半小时，观察有无不良反应。如有反应，则对症处理。

（2）离院前检查局部有无渗血，胶布和丁字带有无松脱。术后回家要坐车，不要骑自行车回家。

（3）交代术后医嘱和术后用药方法，并发给患者术后医嘱单，留下患者家庭住址及电话号码，向家属交代做好家庭病床护理，并记下门诊电话号码或医生电话号码，随时用电话报告术后经过和变化。

（4）肛门部位敷料至少要在6小时后才能去掉，一般在第二天早晨去掉。

（5）手术当日因肛内填塞纱布，麻醉失效后仍有便意，应忍耐不宜排便，以减少伤口出血，手术后第一天如有便意可照常排便。

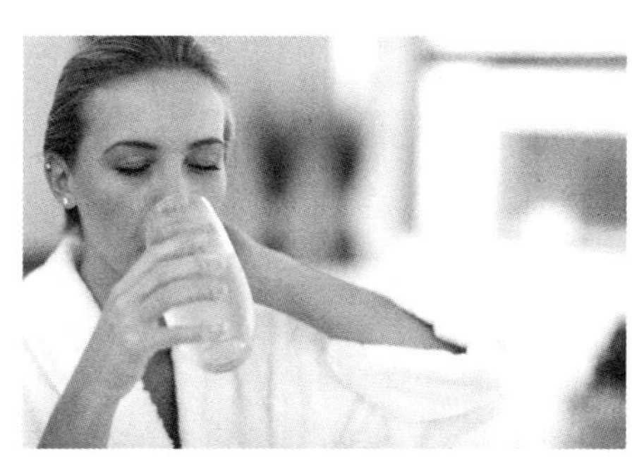

（6）照常饮食，不能因怕痛而不吃饭。多喝菜汤和开水，多吃地瓜、蔬菜和水果，防止大便干燥。不要自服泻剂。至少3日内不饮酒，不吃辛辣刺激性食物。

（7）每次排便都有微痛和少量带血，皆属术后正常反应，不必担心。术后排尿呈绿色，是用亚甲蓝长效止痛剂的结果，不必担心。如排尿困难可到附近诊所肌注新斯的明0.1mg常可排尿，一般无须导尿。

（8）便后用硝矾洗剂或痔疾洗液，先熏后洗，消炎又止痛。熏洗后用痔疮栓缓慢塞入肛内。

（9）如疼痛明显，可口服止痛剂，常口服氨酚待因片

2～4片即可止痛。为预防感染，可选用不同的抗生素，可按各药说明服用一周。

（10）定期到医院换药、复查。

## 140. 肛周脓肿的治疗原则是什么？

早期炎症浸润尚未形成脓肿时，可口服或注射广谱抗生素，防止炎症扩散，但有的抗生素不仅不能控制炎症反而会使脓肿向深部蔓延并易导致感染加重。脓肿若治疗不及时或方法不恰当，易自行破溃或切开引流后形成肛瘘。临床上，脓肿一旦确诊，应尽早手术，千万不能用抗生素或中药膏药外敷。这不但不会减轻症状，反而会加重病情，延误治疗。因脓肿的部位不同，手术方式亦不同。

## 141. 肛周脓肿的手术治疗方法有哪些？

（1）脓肿单纯切开引流术：适用于①非肠源性细菌性脓肿；②术中找不到内口者；③肛提肌上部脓肿不能一次切除脓腔与内口间的管道者。

（2）脓肿切开并内口切除术：适用于肛周脓肿、肛管后间隙脓肿、低位肌间隙脓肿。其操作方法是脓肿切开后排净脓液，寻找并处理内口。

（3）直肠内切开引流术：适用于直肠黏膜下脓肿、高位肌间脓肿。

（4）一期切开引流挂线术：适用于肛管直肠环以上的瘘管性骨盆直肠间隙脓肿，瘘道贯穿外括约肌深部的坐骨直肠间隙脓肿或直肠后间隙脓肿。

## 142. 服中药能否治愈肛周脓肿?

中医很早就对肛周脓肿有了认识，其病名曰“肛痈”，并提出了“醇酒厚味，勤劳辛苦，蕴毒流注肛门结成肿块”及“湿热瘀毒下注，致生肛痈”（肛周脓肿）的病因病机。中医还创制了许多治疗肛周脓肿的方剂，其中最著名的就是仙方活命饮。我们在临床上以仙方活命饮为基础方进行加减治疗肛周脓肿，除了个别感染初期，尚未酿脓者用药后症状缓解外，其余绝大部分只能是促进脓熟溃破。也就是说，多数患者没能治好。反倒是脓肿破溃后或脓肿手术后服仙方活命饮加黄芪，可以促进排脓和红肿尽快消散，缩短了愈合的时间，比不用药效果好。总之，在肛周感染期服中药治疗有效且部分轻症患者可以临床治愈；一旦有脓，无论脓多脓少，服中药效果不佳；溃脓后或手术后应该配合服中药。

## 143. 肛周脓肿能自己刺破吗?

肛周脓肿应尽量避免用手将其刺破，脓肿如果没有得到正规的彻底清理，很容易导致反复发作，时间久了还有可能导致肛瘘。

肛周脓肿是一种具有原发性内口的化脓性疾病，病菌便是通过内口进入从而使得肛门周围的脂肪组织感染而形成脓肿。脓腔的压力会随着脓液的增多而增大，所以肛周脓肿的疼痛症状会不断加重，而且还有可能会引起发热症状。对于肛周脓肿的治疗通常是去医院采取手术的方式进行排脓治疗。

如果自己用手将脓腔刺破，脓液的流出或许能暂时缓解肛周脓肿所导致的疼痛感，但是原发性的内口没有得到妥善的处理，疾病还是非常容易复发的，如果时间久了，还可能会导致肛瘘。除此之外，对于脓腔壁较厚的患者而言，不但难以找到脓腔引出脓液，身体还需要承受很大的痛苦。所以肛周脓肿最好不要自己用手将其刺破，不仅起不到良好的治疗效果，反而会给身体带来一些不良影响。

## 144. 肛周脓肿做手术需要住院吗？手术后需要住院多长时间？

不需要手术的，或者简单的肛周脓肿切开引流在门诊或者急诊手术就可以完成，复杂的话，比如需要局部麻醉或者全麻，是需要住院治疗的。

肛周脓肿的住院时间在很大程度上取决于患者的病情。肛周脓肿病情越重，需要的住院时间就越长。一般来说，患者如果能够尽早地到医院就诊，平均住院天数在 10 天左右。一般是患者在行手术治疗后，进行 3 ～ 5 天的静脉点滴抗炎治疗，之后再进行 1 周左右的换药、熏洗坐浴、理疗等术后治疗措施，视其创面恢复情况决定出院日期。但是如果患者病情较重、脓腔范围较大、切口较多，可能需要更长的恢复时间。

## 145. 肛周脓肿不进行手术能治愈吗？

肛周脓肿发病急骤，疼痛剧烈，导致患者坐卧不安，形成后易向肛门周围软组织间隙扩散，并可绕过肛门后方，向对侧蔓延，形成新的脓肿或脓肿加重，增加手术难度，延误治疗常常形成复杂肛瘘。脓肿一旦发生，基本上没有自愈和药物治愈的可能，手术是唯一的选择，而且是应当尽快手术。

注意不应依赖抗生素消炎或中药膏药外敷而过分地采用保守治疗，以免延误手术时机。千万不要因怕开刀、怕疼痛而“包脓养疮”。不要自己强行将脓肿挤破，以免造成感染扩散，发生全身的感染中毒或败血症。早日手术治疗可防止病情恶化，尽早解除患者病痛，使其早日恢复健康，为患者节约医疗费用。

## 146. 肛周脓肿手术能一次治愈吗?

能。肛周脓肿发病急，病情重，若不及时治疗，易形成肛瘘，甚至危及生命。肛周脓肿的治疗方法有多种，最有效的方法是手术治疗，千万不要盲目治疗，以免贻误治疗时机。在医院的选择上，一般以设有肛肠专科的综合性医院为佳，便于科室间会诊。但注意肛周脓肿能否一次性治愈，应视病情而定。目前，许多医院在治疗上实行分次手术，先采取切开排脓引流术，待 2 ~ 3 个月形成肛瘘后再次挂线手术，两次手术既增加患者的痛苦，加重其经济负担，又严重影响患者的身心健康。而中国医科大学附属第四医院肛肠科主任李春雨教授，在总结中医学挂线法治疗肛瘘的基础上，传承张有生教授发明的利用切开挂线法治疗肛周脓肿，手术一次即可治愈，已成功治愈 8000 余例。其挂线原理是以线代刀，边切割边修复，用线勒断肛门括约肌，既不会造成肛门失禁，又不会形成肛瘘。手术一次即可治愈，痛苦少，不复发，避免了肛瘘二次手术的痛苦，既缩短了住院时间，又节省了住院费用，已达到国内领先水平。

## 147. 肛周脓肿患者术后该如何护理？

（1）卧床休息，并用抗生素，至全身症状消退后为止。

（2）宜进低渣饮食，并服用液体石蜡或其他缓泻药，保持大便通畅。

（3）引流条于术后 2 ~ 3 日开始逐步取出；如脓腔深而大，引流脓液又多时，放置时间可稍长。通常可于术后 1 周左右完全取出。拔除引流后，用 1∶5000 高锰酸钾热水坐浴，每日 2 ~ 3 次（包括大便后的 1 次）。

（4）忌食生冷之物及油腻之品，以防发生腹泻或粪渣堵塞肛窦。

（5）注意创面有无渗血，如敷料已被染湿应及时更换。

（6）按医嘱补充液体或抗生素，或口服各

类药物。

（7）饮食以高蛋白、低脂肪为主，多喝汤水，促进营养吸收。

（8）换药时肉芽以新鲜红活者为佳，如遇肉芽组织生长高出表皮，应做修剪。

（9）遇有创口桥形愈合或缝合创口有感染者，则应剥离敞开创口，或拆除缝线敞开创口。

（10）有挂线者，如术后 7 ~ 9 日挂线未脱落，做换线再挂处理，还要注意保持创面的引流通畅，填塞凡士林纱条或药条，应紧贴创面，内口应到位，以创面肉芽从下朝上、从内至外生长为最佳，这样就能避免桥形愈合，获得最佳的手术效果。

## 148. 糖尿病性肛周脓肿如何治疗?

肛周脓肿是糖尿病的并发症之一，脓肿常呈多发性，脓液稀薄。单纯切开引流难以治愈，应积极治疗糖尿病，一般使血糖控制在 8mmol/L 左右，可以不影响创口愈合。但该类患者一次治愈后，常有复发，临床应注意。

## 149. 结核性肛周脓肿如何治疗?

结核性肛周脓肿可分为继发和原发两种。多数继发于开放性肺结核或邻近器官的结核，经血行、淋巴播散或脓液流注感染。原发性肛门、直肠结核极少见，一般是由于肛门皮肤或直肠黏膜有损伤后，全身和局部免疫功能下降，加上误食或误饮含有大量结核菌的食物或饮料，导致结核杆菌在肛门、直肠部位生长和繁殖，形成结核性肛周脓肿。该脓肿的临床特点：容易自行破溃，创口平塌、凹陷，分泌物稀薄，创口周围也可有结节样增生，常反复发作。一般经过 X 线胸片、病理检查、脓液涂片、痰培养、PPD、结核菌 DNA 检测等可以确诊。治疗原则主要是合理的抗结核治疗。若需手术，应在抗结核治疗使病情稳定或强化治疗 2 ～ 4 周后进行。

## 150. 克罗恩病合并脓肿如何治疗?

克罗恩病合并肛瘘、脓肿的治疗目标是控制感染而不是治愈脓肿或肛瘘。克罗恩病合并脓肿或肛瘘的处理原则一般以内科治疗为主，外科治疗为辅。克罗恩病肛周脓肿和肛瘘不可擅自手术，因为其伤口难愈合，建议行简单的引流手术或挂浮线引流而非“根治性手术”。

对克罗恩病合并肛瘘者首选莎尔福或英夫利昔单抗，可能在半年左右就使瘘管保持近期愈合。免疫抑制剂虽是克罗恩病常用药物，但并不利于切口愈合和感染的控制；糖皮质激素也有导致感染扩散的风险。

## 151. 孕妇患了肛周脓肿怎么办?

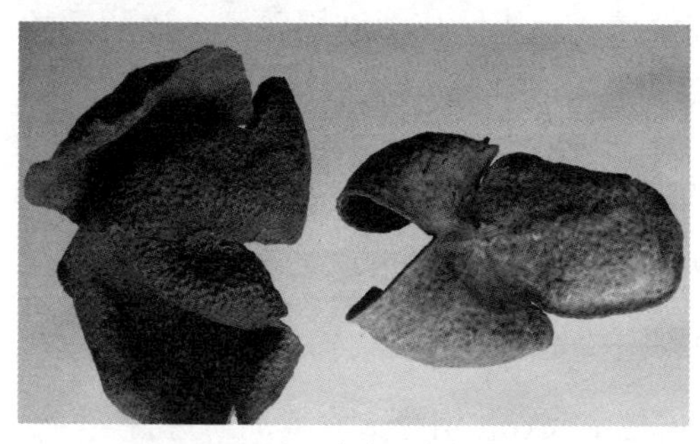

陈皮

女性怀孕期间患了肛周脓肿要积极治疗，不要以为有孕在身怕用药伤了胎儿，如果不尽快治疗，任其发展将对胎儿不利。孕妇患了肛周脓肿后，原则上以中药为主进行治疗，注意不要使用三棱、莪术、大黄等妊娠禁忌药。在感染初期尚未成脓时以消散法为主兼清热解毒法治之，可用陈皮 15g，浙贝母 6g，金银花、连翘、生甘草各 5g，每日早、晚各一剂，水煎顿服。脓成后要及时切开排脓引流，并可煎服单味生黄芪，每日 30g，煎 10 分钟即可，早晚分服，有益气排脓、提高机体抵抗力和免疫力的功效，患者可以不服抗生素。

上述的各味中药没有什么毒副作用，对孕妇和胎儿也不会造成有害影响，孕妇可以放心用之。

## 152. 小儿患了肛周脓肿怎么办?

小儿甚至新生儿及婴幼儿都可能患肛周脓肿。小儿肛管很短，大便时肛管直肠黏膜很容易外翻，因小儿皮肤、黏膜娇嫩，易受损伤，细菌可轻易地从受损处黏膜侵入而引起感染。小儿患肛周脓肿后临床主要表现为哭闹、拒食、呕吐、发热、肛周红肿热痛等。治疗以控制感染为主，在脓肿早期可静脉点滴抗生素，局部用清热解毒中药温敷。由于小儿皮肤娇嫩，清热解毒中药宜选气味俱薄者，如金银花、连翘、蒲公英、菊花等各 15g 煎汤外敷。到了脓肿晚期，肛门红肿处有波动感，说明脓已形成，要及时切开引流，日后形成肛瘘者，再按肛瘘治疗。

目前也有人主张在脓肿切开引流时寻找内口，将内外口之间的软组织一并切开，每日换药，不使日后生成肛瘘，如是则更好。小儿肛周脓肿切开引流后抗生素要继续使用数天，并始终要保持大便通畅。

## 153. 肛周坏死性筋膜炎的治疗原则有哪些?

坏死性筋膜炎一经确诊，必须及早进行广泛切开、彻底清创引流、选用敏感抗生素，这是治疗的基本原则。早期诊断、尽早手术并加强围术期综合支持治疗是提高治愈率的关键。该病极易出现休克及多脏器受损，应严密监测生命指征的变化，应积极抗休克，并及时纠正酸中毒、低蛋白血症及贫血等。

## 154. 如何治疗肛周坏死性筋膜炎?

肛周坏死性筋膜炎近年来有剧烈增长的势头，早期表现不明显，容易延误诊治，而且死亡率高，故临床应予以高度警惕。

（1）外科治疗：坏死性筋膜炎早期以急性水肿为主，皮肤、皮下及筋膜组织高度炎性肿胀，组织液压力异常升高，局部应尽早切开清创，切除全部无活力组织，减张引流，清创必须彻底。坏死性筋膜炎发展异常迅速，其预后取决于是否能及时广泛切开引流。曾有报道在起病 6 天后做广泛切开引流者，病死率高达 50% 以上，起病 2 天内做广泛切开引流者，则无死亡病例发生。

（2）抗生素治疗：亚胺培南西司他丁钠（泰能）加甲硝唑在临床上广泛应用于多种病原体所致，以及需氧或厌氧菌引起的混合感染的首选药物。

（3）全身支持疗法：全胃肠外营养，少量多次输入新鲜血液，给予高蛋白、高热量、高营养饮食，及时补充电解质，以补充负氮平衡及提高其抗病能力。

（4）局部创面处理：早期伤口暴露，持续冲洗加湿敷。以 0.2% 碘伏 60mL 加生理盐水 3000mL 放入三 L 袋内，24 小时低流量持续冲洗，伤口敷盖 1 ~ 2 层浸有康复新液的纱布，保持纱布湿润。皮下组织与筋膜间、各引流口间以纱布条隔开。病情控制后或恢复期改换康复新液冲洗及换药，直至创面痊愈。

（5）高压氧治疗：对产气荚膜梭状芽孢杆菌感染有效，对非梭状芽孢杆菌无效，甚至有害。高压氧可提高机体组织氧含量，加快组织的愈合，同时能有效控制感染，是一种有临床意义的辅助治疗。

总之，急性坏死性筋膜炎发病凶险，各科医生应该加强对该病的认识，使患者得到正确诊断、及时治疗，提高患者的存活率。

## 155. 肛周坏死性筋膜炎手术治疗应注意哪些?

手术应早期切开，越早越好。

（1）手术时应在病变部位多处纵深切开并达深筋膜，将深层的皮肤完全敞开，以达到充分引流的目的。

（2）术中务必彻底清除坏死组织，直至有出血的健康组织为止，但应尽可能保留正常的神经血管。

（3）清创后创面宜用双氧水冲洗，使组织氧化还原电位差升高，形成不利于厌氧菌生长的微环境，以控制感染的蔓延和扩散。

（4）乳胶管放置应抵达脓腔深部及各引流切口，切勿留有死腔，以利冲洗引流。

## 156. 肛周坏死性筋膜炎如何选择抗生素治疗?

抗生素应用以“有进口抗生素就不用合资抗生素，有合资的抗生素就不用国产的抗生素”为原则。坏死性筋膜炎病原菌毒力强，具有很强的侵袭力，部分患者可迅速出现脓毒血症、中毒性休克，除广泛切开引流外，还应选用对需氧菌和厌氧菌有效的广谱抗生素，并静脉、联合、足量用药。在细菌培养和药敏试验结果报告以前，宜联合应用抗菌药物，以后再根据细菌培养和药敏试验结果及时调整。细菌培养应反复多次，多处取标本，提高阳性率。根据血、创面分泌物培养药敏结果及时调整抗生素。一旦感染得到控制，体温、白细胞恢复正常，应注意停用抗生素，以防止双重感染的发生。

## 157. 肛周炎可以自愈吗?

肛周炎症状较轻者有自愈的可能，如果是症状比较严重的，自愈的可能性非常小，可以用一些药物来治疗。

早期的肛周炎在症状较轻的时候，可以通过注意局部的卫生、每天清洗肛门并保持局部的干燥等方法保守治疗，这样长时间治疗，是可能会自愈的。

如果是比较严重的肛周炎，肛门部位周围的皮肤红肿，同时排便的时候感觉很痛，这种情况说明皮肤黏膜组织已经受到损伤，已经失去自我恢复的能力，就需要使用药物来治疗，才能治愈。可以用药水帮助缓解症状或用稀释的高锰酸钾温水坐浴方法来治疗。还可以通过用紫外线照射来改善局部的血液微循环，帮助疾病恢复。

肛周有了炎症时容易出现瘙痒的症状，平时不要去抓挠肛门周围的皮肤，以防病情更为严重，不要吃辛辣刺激的食物，保持肛门和肛门周围的清洁卫生干燥。

## 158. 肛周毛囊炎如何治疗？

初期口服清热解毒中药或抗生素，外用油调膏、黄连膏或抗生素。如反复发炎可同时肌注胎盘球蛋白，每 10 日 1 次，或用自家菌苗或多价菌苗注射，也可用紫外线或超短波照射，每周 3 次，每次 20 分钟。

## 159. 如何治疗肛周化脓性大汗腺炎？

本病保守治疗无效，因病灶周围纤维化，任何内服外敷或注射药物不易透入，最有效的治疗方法是外科手术，方法简便，疗效好，主要是切开所有瘘管，切除瘘管两侧纤维化组织至正常组织边缘，以免纤维化反应，而使大汗腺管阻塞以防止复发，刮除肉芽组织，只留瘘管底部，以便周围的上皮长出。对任何微小的残留肉芽，都用细探针探查，有时可发现极微的瘘道。

## 160. 如何治疗肛门周围蜂窝组织炎？

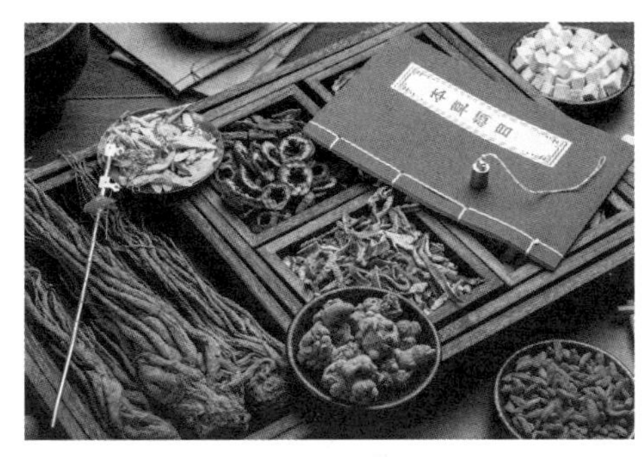

全身输液、输血，口服或静脉点滴广谱抗生素和磺胺药。如做细菌培养药敏试验，注射敏感的抗生素更好，有时注射抗毒素。患部休息少动，局部热敷，或外敷中药水调膏，经上述处理不能控制炎症扩散时，特别是捻发音性蜂窝组织炎应及早做广泛的多处切开引流，切除坏死组织，伤口用3%双氧水冲洗和湿敷，采用胶条环套状引流。但急性白血病、血液病并发的肛周脓肿不可广泛切开，以免造成大片坏死，引起不易控制的败血症和出血，可用粗针穿刺抽脓，待病情缓解后再切开引流。

## 161. 肛瘘对人体有什么危害性？

肛瘘患者都有自己切身的体会与痛苦。一旦肛瘘形成，自愈的机会极少，瘘管复杂化后，带来许多麻烦与一定的危险性。首先是脓水污染内裤，剧烈活动后可促使脓汁外溢，局部经常受到刺激，皮肤摩擦、瘙痒，使患者非常痛苦，影响工作和学习，久而久之可使身体虚弱消瘦，精神不振，抗病能力下降，出现贫血，发作亦越加频繁。由于多次反复发作，脓液可穿破管壁顺括约肌间隙蔓延而形成多发性、复杂性肛瘘，不但给治疗带来了困难，而且也影响到肛门的正常生理功能。肛瘘的多发可形成直肠阴道瘘、直肠尿道瘘和直肠膀胱瘘，危及周围脏器，并且肛瘘有恶变倾向。

【专家忠告】

目前临床中关于肛瘘的治疗方法较多，主要还是以手术治疗为主。肛瘘属于肛门周围炎症性疾病，其病灶位置多位于肛隐窝处，并且会随之延长到肛门外形成瘘道及外口。保守治疗只能暂时缓解肛瘘的症状，不能彻底治愈。所以一旦确诊为肛瘘，为了避免延误病情导致肛瘘瘘管分支增多、病灶位置加深，使病情更加复杂化，需要尽早进行手术，常见的手术方式是肛瘘切开或肛瘘挂线术，也可采用 LIFT、推移瓣技术，有条件的患者也可采用肛瘘镜、肛瘘栓治疗，但要考虑手术适应证及手术费用。

由于肛瘘位置的特殊和疾病的特性，肛瘘一般需要手术才能治愈，肛瘘手术可以择期，安排好工作后进行，但不能无限期的拖延。初期瘘管一般无分支，多为低位单纯性肛瘘，此时手术不仅比较容易完成，而且肛门的括约功能一般也不会受到影响，愈合时间、恢复工作时间也快，复发率也低，如果拖延成高位复杂性肛瘘，复发率会增高，并发症也会增加，总的复发率大概是10%。目前肛瘘手术技术成熟，各种保留括约肌术式成功率也越来越高，建议肛瘘患者及时就诊，积极手术，科学治疗效果好。

肛瘘是一种常见的肛管直肠疾病，大部分是由肛周脓肿引起，也可由结核、溃疡性结肠炎、克罗恩病等引起。肛瘘一旦形成极难自行愈合，手术是根治肛瘘的唯一方法。肛瘘如果不及时治疗，单纯性肛瘘会慢慢变成复杂性肛瘘，低位肛瘘也会因为感染严重，逐渐变成高位肛瘘，增大治疗的难度，患者也会更痛苦。此外，多年反复发作的肛瘘有一定的癌变概率，所以对于肛瘘的治疗，一定要高度重视起来，做到早发现、早治疗，不要拖延，以免增加治疗难度。

肛瘘极少自行愈合，故肛瘘患者应及时到正规医院的肛肠专科治疗，及时手术治疗后复发率明显降低，若到无肛肠专科的医院或私人诊所治疗，术后复发率高；一般肛瘘患者均有明确的内口，若手术中未能寻找到内口，术后复发率明显偏高。同时在肛瘘手术中，修剪创口时需特别注意引流通畅，保留皮肤及皮桥，避免术后复发、肛门狭窄或皮肤缺损更多，造成肛门精细功能受损等后遗症。

肛瘘是一种常见肛周疾病，以反复肛旁硬结、肿痛、流脓为主要临床表现，肛瘘面临治疗的挑战就是复发率的问题，因为肛瘘治疗有其复杂性、特殊性，特别是高位肛瘘、复杂性肛瘘，复发率更高，所以建议一旦发现有肛瘘的临床表现，及时前往正规医院专科就诊，千万不要忽视，以防从单纯性肛瘘变成复杂性肛瘘，增加自己的痛苦。一旦确诊是肛瘘，建议采用手术治疗。肛瘘继发癌变极为罕见，但近几年相关报道增加。该病病变隐匿，临床表现多不典型，常被误诊误治，应高度警惕病程长的肛瘘。

# 第五部分

## 保健——康复保健很重要

## 1. 日常生活中应如何预防肛瘘?

肛瘘预防的关键是防止肛周感染，必须经常清洁肛门，便后温水坐浴，养成良好的排便习惯，加强营养，增强免疫能力，早期应及时地治疗肛窦炎、肛乳头炎、肛腺感染及肛裂，一旦发现在肛周有发炎的迹象，应及时使用抗生素或局部抗炎措施，绝不要让其发展到肛周脓肿的阶段。

## 2. 肛瘘的康复保健包括什么?

肛瘘的康复保健除注意饮食、大便调理等一系列综合措施外，因肛瘘常有脓性分泌物从溃孔流出，污染内裤，所以，局部亦应保持清洁卫生，经常清洗或坐浴。如瘘口闭塞、局部红肿疼痛时，可用消毒针头挑开瘘口，使脓液排出。此法可减轻肿胀疼痛，也可避免病情加重。如肛瘘经常反复发作，宜手术治疗。

## 3. 肛瘘患者日常生活中该如何进行保健?

（1）保持乐观情绪，知足常乐，心胸豁达，遇事不急躁、不过度焦虑。注意劳逸结合，保证充足睡眠，避免过度疲劳。

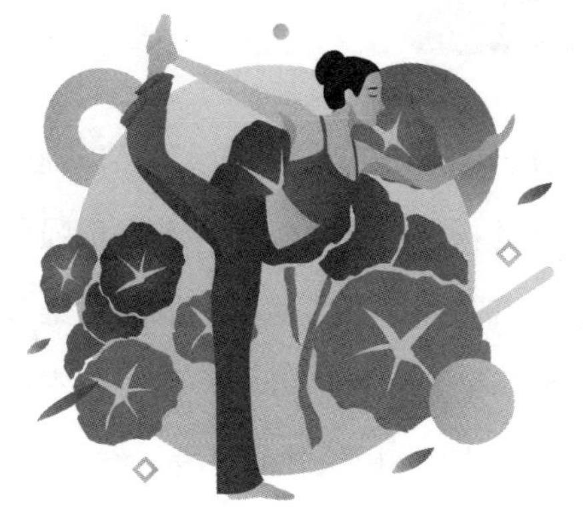

（2）积极锻炼身体，增强体质，增进血液循环，加强局部的抗病能力，预防感染。

（3）要养成良好的卫生习惯。如每天要定时排便，忌久蹲，要保持肛门的清洁，内裤要勤洗勤换，常进行暴晒灭菌，每晚要进行坐浴等。

（4）积极防治其他肛门疾病，如肛隐窝炎和肛乳头炎，以避免肛周脓肿和肛瘘复发。一旦发生肛门直肠周围脓肿，应早期医治，以防其蔓延、扩散。

（5）避免久坐湿地，以免肛门部受凉受湿，引起感染。

（6）养成良好的饮食习惯，做到膳食平衡，避免吃油腻辛辣的食物及酗酒等。

## 4. 日常生活中如何防止肛瘘复发?

（1）避免经常饮酒及进食辛辣食物。

（2）保持大便通畅，养成定时排便的良好习惯。

（3）注意肛门清洁卫生，每次便后用温水清洗坐浴肛门。可选用 1∶100 食盐水坐浴，这样既经济又实用。坐浴后，肛门瘢痕处可外涂肤痔清软膏、京万红痔疮膏或多黏菌素 B 软膏，以保护新生的创面皮肤，避免因摩擦或剧烈运动而出现损伤。

（4）避免久坐、久站、久蹲。

（5）手术伤口恢复后要适当运动，保持健康乐观情绪，提高免疫力。多做肛门提肛运动，早晚各做 5 ~ 10 分钟，促进肛门局部血液循环，增强机体抵抗力。

（6）术前常规行纤维结肠镜检查，排除溃疡性结肠炎、克罗恩病、肠结核等疾病。如发现上述疾病应先行对症对因治疗，然后再行手术治疗。

## 5. 肛瘘与肛周脓肿的预防有区别吗?

肛瘘的预防基本上与肛周脓肿的预防相同。但肛瘘产生的原因有它自己的特点，肛瘘多是肛周脓肿的后遗症，而肛周脓肿又与肛窦炎和肛腺炎有关。所以，预防的关键是防止肛周感染，必须经常清洁肛门，便后温水坐浴，养成良好的排便习惯，加强营养，增强免疫能力，早期应及时治疗肛窦炎、肛乳头炎和肛腺感染及肛裂，一旦发现在肛周有发炎的迹象，应及时使用抗生素或局部抗炎措施，绝不要让其发展到肛周脓肿的阶段。

## 6. 进食辛辣刺激的食物会导致肛瘘复发吗?

肛瘘患者饮食忌辛辣、生、硬、刺激性食物，如酒、葱、韭菜、辣椒等；忌烟酒、鱼腥虾蟹、海鲜发物、油煎食物。由于辛热之品易使肠胃产生湿热，浊气瘀血下注于肛门可引起复发。

## 7. 不同季节肛瘘患者的饮食需要调整吗?

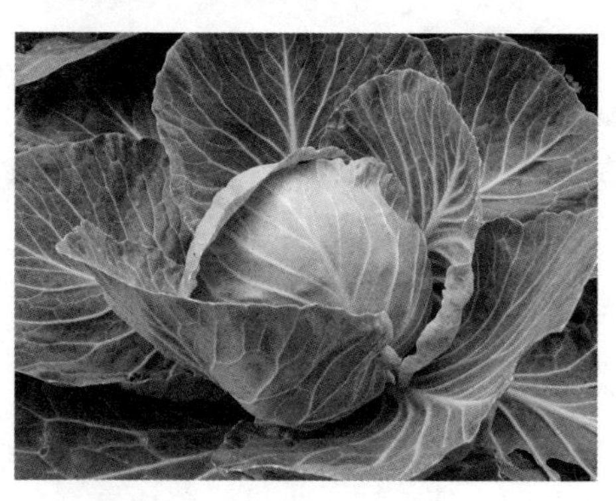

随季节不同，肛瘘患者在饭菜原料、烹调方法上也应适当调配。春季应选用一些较稳妥的平性食物，如鲤鱼、胡萝卜、山药、蘑菇、小麦、无花果、草莓等；夏季应选用一些凉性、寒性或带泻药

性的食材，如牡蛎、茄子、莲藕、黄瓜、白菜、菠菜、花菜、竹笋、西瓜、梨、苹果等；冬季应选用温性、热性或滋补食材，如鸡肉、猪肝、南瓜、芦笋、核桃、栗子、陈皮等。但还需注意具体环境，如整天生活或工作在冷室者，即使在夏天，也应适当选用温性食物。

## 8. 肛瘘患者的饮食烹调方式以什么为主？

肛瘘患者饮食烹调方式主要以炖、焖、煨、蒸、煮、熬、烧为主，炒、卤、炸少用。

## 9. 肛瘘患者的食疗方有哪些？

（1）绿豆粥

原料：大米250g，绿豆150g，白砂糖200g，饮用水适量。

做法：将大米用清水淘净；绿豆去杂质，用清水洗净。将绿豆放入锅中，加饮用水2L左右，旺火烧滚。以小火焖烧40分钟左右，至绿豆酥烂时，放入大米。用中火烧煮30分钟左右，煮至米粒开花，粥汤稠浓即可。冷却后，加白糖拌和食用。

（2）芹菜粥

原料：鲜芹菜100g，粳米50g，食盐适量。

做法：取粳米煮成粥，加入洗净切好的芹菜段，文火炖至米粒极烂，再加入食盐少许即可。

用法：每天1次，温热食用，3周为1个疗程。

（3）素菜粥

原料：日本豆腐1块，胡萝卜1根，白粥一小碗，白萝卜一小段。

做法：①将日本豆腐在开水里焯一下，然后切成8mm左右的小丁；②将胡萝卜、白萝卜切成薄片，也可煮软后切碎；③将白粥、萝卜碎和豆腐丁放入碗中，搅拌均匀即可。

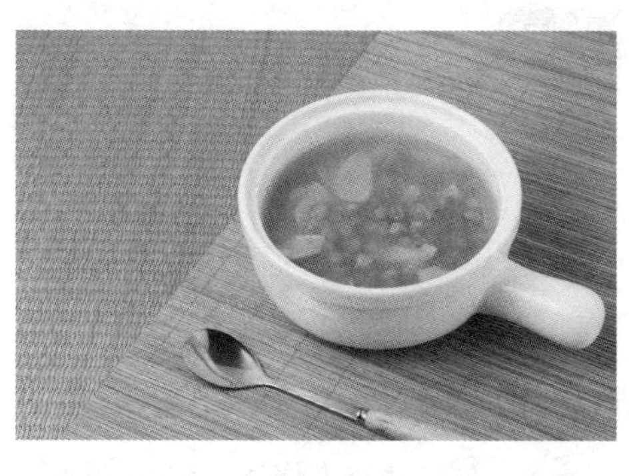

（4）绿豆汤

原料：绿豆。

做法：将绿豆洗净并控干水分，倒入锅中，加入开水，开水的用量以没过绿豆2cm为好，煮开后，改用中火，当水分要煮干时，加入大量的开水，盖上锅盖，继续煮20分钟，待绿豆已酥烂、汤色碧绿时即可。

（5）鸡蛋面

原料：鸡蛋 2 个，鸡精 1g，盐 3g，香油 5g，挂面 300g。

做法：①把鸡精和盐放进碗里，加入少量的水，拌匀；②把鸡蛋打入碗中，用筷子打到起泡；③用清水煮面，煮好后装到盘子里，留少许水在里面；④把盛鸡蛋的碗放到锅里，沸水蒸 3 ~ 5 分钟；⑤蒸好后取出，加入香油，用筷子把鸡蛋拌开；⑥把鸡蛋倒在面上即可食用。

## 10. 肛瘘患者如何进行药膳调补？

（1）黄鳝瘦肉干：黄鳝 1 条，瘦猪肉 100g，黄芪 25g，切片炒熟，加盐、糖、黄酒适量，去黄芪后食用。功效：益气扶正。适用于虚型肛瘘患者。

（2）豆米粥：粳米、小米各 100g，洗净，放入锅内添入适量水煮沸，待粥煮至半熟，加入豆浆 500g 搅匀煮熟，便可食用。功效：平补养生。适用于虚损患者，老幼皆宜。

（3）菊花绿叶茶：菊花 6g，白糖 6g，绿茶叶 3g，放入茶杯，用沸水冲沏，略闷片刻，淡香清雅。功效：清热解毒，利血脉，除湿痹。适用于肛瘘肿痛患者。

（4）可可牛奶：牛奶 250mL，可可粉 6g，红糖 10g，将可可粉、红糖放入杯中，把烧开的牛奶冲入杯子里，即可食用。可长期服用。

（5）绿豆糯米粥：绿豆 50g，糯米 100g，加适量水，文火煮成粥后即可食用。功效：清热益气。可长期食用。

（6）鳗鱼药膳：鳗鱼 2 条，除去内脏，用酒 2 杯，水 1 碗煮熟，加盐、醋即可食用。

（7）鸡蛋香瓜子汤：鸡蛋 2 枚，去壳，香瓜子 30g，加水 2 碗，以砂糖调服。

（8）菠菜拌豆芽：菠菜 100g，粉丝 100g，豆芽 50g，韭菜 10g，凉拌即可。

## 11. 肛瘘患者如何合理饮食？什么食物能起到保健作用？

（1）术日及术后第 1 日进食清淡半流质食物，如粥、面条等，勿食南瓜、牛奶、糖果及易导致胀气的豆制品；术后第 2 日可多食新鲜蔬菜、水果如青菜、菠菜、香蕉、火龙果等，术后 5 日可进普通饮食，但要保证营养，也要含有一定量的维生素，如瘦肉汤、排骨汤、甲鱼汤等，以促进伤口愈合。对于部分恐惧大便时伤口疼痛而减少进食量的患者，医务人员要告知患者只有正常饮食，才能促进肠蠕动，从而保持大便正常，避免因进食过少而导致低血糖。

（2）要对一些会加重或影响肛瘘的食物进行控制，特别

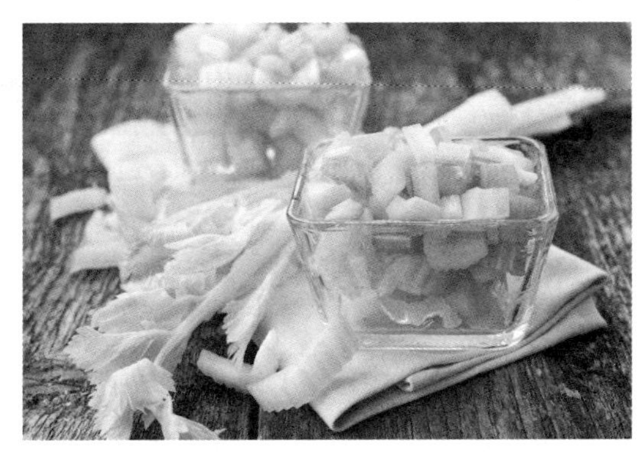

是一些辛辣燥热之品，醇酒厚味肥甘之物或海鲜发物，如油炸类食品、辣椒、生姜、大蒜、烈性酒、带鱼等要忌食，在瘘管急性感染期更应限制食用这些食品。一般宜进食清淡新鲜且易消化的食物，并可根据患者的体质情况选择不同的食物，如内燥热盛者，多见于成年男性，宜食水鸭、田螺、水蛇、泥鳅、肉鸽、苦瓜等。如属肺肾阴虚者，多见于结核性肛瘘患者，宜食银鱼、海参、乌龟等。如有肠燥便秘者，可食柿子、香蕉、莲子、菱角、马蹄、核桃仁等。新鲜的蔬菜，如菠菜、黄花菜、芹菜、青菜、番茄、丝瓜等对患者也十分有益。

（3）肛瘘的发生与湿热有密切关系，所以油腻、内生湿热的食物应少吃，同时要戒除烟酒及嗜茶的习惯。如湿热下注者，宜食西瓜、绿豆、赤小豆等清热利湿之品，少食糖类、牛奶等胀气之物；体质虚弱、创面愈合缓慢者，给予高营养食物；阴虚肠燥者可进食百合、莲子、甲鱼、雪梨、银耳等滋阴生津润肺食品；也可给玄参、麦冬、菊花泡水代茶饮。

## 12. 肛瘘患者做什么运动效果最好？有什么注意事项？

（1）踮足行走：学习踮足者的行走姿势上、下楼梯，可以锻炼提肛肌，每次持续10～15分钟，每日2次，坚持1～3个月有效。

（2）夹腿提肛法：即患者仰卧，双腿交叉，臀部及大腿用力夹紧，肛门逐渐用力上提，持续5秒左右。如此重复10～15次，每天2～3遍。做提肛运动时，开始每天可少做几次，以耐受为度。做弯腰运动时，患者两腿稍分开弯腰，两手伸直触到足尖，每次10～15次，每天3～4遍。

（3）举骨盆运动：仰卧屈膝，使脚跟靠近臀部，两手放在头下，以脚掌和肩部做支点，使骨盆举起，同时提收肛门，放松时骨盆放下。熟练后，配合呼吸，提肛时吸气，放松时呼气。每日可做1～3次，每次20下。

（4）坐立提肛法：即患者两腿稍分开，腰伸直，双手并举向前，膝关节弯曲，使身体的重心尽量下移，然后抬起，如此反复，每次蹲20～50下，每天2～3次。

需要注意的是，在伤口未愈合以前，运动时动作要轻柔缓和，不可粗暴快速，以免造成伤口处血管断裂出血；当伤口完全愈合，瘢痕尚未软化以前，同样忌动作粗暴、幅度过大、频率快，以免使瘢痕撕裂开来；当肛瘘伤口完全愈合时，患者可以慢跑步或游泳，使呼吸加快。因为吸气时肛门上升，呼气时肛门下降，一升一降必然带动肛门肌肉的运动。

## 13. 肛瘘患者的肛门功能锻炼是怎样的？有何意义？

指导患者进行肛门局部功能锻炼，这对肛门功能的恢复起促进作用。提肛运动：可每次提肛 0.5 ~ 1 分钟，每日做 1 ~ 3 次，每次做 5 ~ 30 个，或量力而行。便后操：保持肛门周围清洁干燥，便后先清洁肛门，然后用示指尖压在肛门，向上推按，同时收缩肛门，重复 20 ~ 30 次。正确进行肛门功能锻炼能有效促进肛门功能恢复。

## 14. 肛瘘患者如何防止便秘？

饮食不当可导致大便干燥，干硬的粪便排出时可撕破肛瓣和擦伤肛门皮肤，破坏抗病的第一道防线，细菌容易从伤口进入引起感染形成脓肿。许多肛瘘患者继发脓肿就是这个道理。所以平常要多吃含纤维素多的食品，如红薯、芹菜、茄子、香蕉、玉米等促使大便通畅。

## 15. 大蒜汁治疗肛瘘需要注意什么?

大蒜泥加入开水形成大蒜汁，用于患处可治疗肛瘘。在治疗期间要注意以下几点。

（1）不要饮食辛辣刺激性食品，如辣椒、羊肉、酒。

（2）禁止用大蒜泥直涂患处，否则会起疱。

（3）每日治疗一次即可（指向管内打蒜汁）。

## 16. 肛瘘患者如何坐浴与换药?

高位复杂性肛瘘患者做了肛瘘一期缝合后，不建议行坐浴治疗，尤其是便后坐浴不能忽视。嘱患者大便后用温盐水清洗创口，并用中药熏洗坐浴。这对创口有消肿止痛、止痒、收敛作用，对促进创口愈合、缩短疗程很有帮助。对大的伤口应进行伤口冲洗，先用过氧化氢溶液，后用温生理盐水或抗生素溶液进行伤口冲洗。冲洗时应保持一定压力，以便使清洗液达到伤口的每一角落。告知患者术后第一次换药疼痛较剧烈，应给予安慰，说明换药的重要性，让患者配合医生换药。换药时应严格遵守无菌操作技术，动作应轻柔，常规消毒创口，创面敷贴玉红膏油纱，注意油纱应塞到创口基底部并保持引流通畅，防止假愈合。

## 17. 肛门坐浴和熏洗如何进行？

肛门局部的坐浴和热敷可通过对肛门的加热，缓解肛门括约肌痉挛，减轻疼痛，减少渗出，促进血液循环和炎症吸收，加速切口愈合。

（1）熏洗坐浴：水温高时蒸汽熏浴，水温降至适度时坐浴。使用时将肛门切口浸泡在药液中，坐浴时间以 5 ～ 10 分钟为宜。过长时间、过高温度坐浴会引起肉芽组织水肿。影响切口愈合。常用药物有以下两种。

①消肿洗剂：每次便后用消肿洗剂先熏 10 分钟，待水温不烫手时再洗 15 分钟，或使用中药祛毒汤坐浴。本法具有清热解毒、消肿止痛、收敛除湿的功效，对术后局部感染、分泌物多、创面腐肉多、切口水肿等有良好的治疗效果。

②高锰酸钾：在沸水中加入适量的高锰酸钾，浓度不超过 1∶5000。熏洗坐浴在排便后进行，每日 1 ～ 2 次。

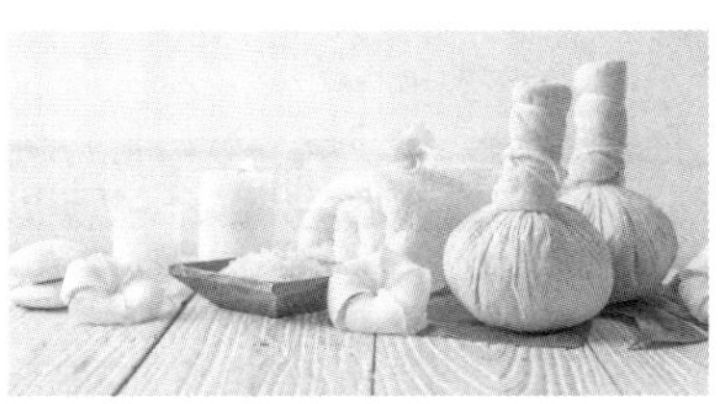

（2）热敷：分为湿热敷和干热敷两种。湿热敷指用药物将纱布浸湿，稍拧干，敷于肛门处；干热敷常用热

水袋置于肛门处。湿热敷费时费力，不常采用。

（3）物理疗法：如红外线、微波照射，它是用微波生物组织和红外线热效应与非热效应，对病变组织进行止血、凝固、灼除或消炎、消肿、止痛，改善局部组织血液循环等，以达到治疗疾病的目的。每日 1 ～ 2 次，每次 5 ～ 10 分钟。

## 18. 肛瘘患者出院后应注意什么?

肛瘘患者出院后应避免剧烈运动；清淡饮食，注意饮食卫生，多进食润肠通便食品及富含纤维素的食物，如香蕉、红薯、蜂蜜、新鲜蔬菜等，多喝水，少进食辛辣、油炸食物，禁烟酒，防止便秘；保持大便通畅，养成定时排便习惯，保持肛周清洁卫生，便时不要过度用力、久蹲。调节情绪，保证心情愉快，加强营养，如食用甲鱼汤、柴鱼汤、黑鱼汤等。学会肛门功能锻炼的方法，以促进局部血液循环，增加局部抗病能力。坚持肛门功能锻炼，适当休息，避免过劳。坚持门诊换药及随访，半月内定期复查。

## 19. 婴幼儿肛瘘创面康复护理是怎样的?

婴幼儿极易发生各种感染的主要原因是皮肤娇嫩，屏障功能弱，肛门直肠及神经系统功能未发育完善，术后大便次数较多，不可能行专科换药，很容易并发肛周湿疹。因此，术后患儿每天大便后，应先行生理盐水冲洗创面，可用一次性 50mL 注射器，擦干后再予 0.25% 稀碘伏棉签轻轻擦洗消毒创面，创面周围皮肤可用吹风机吹干，以保持创面及肛周皮肤干燥，必要时肛周会阴部涂擦爽身粉，以预防湿疹，但注意爽身粉不能污染肛周创面。同时要经常观察肛门创面，检查创面有无红肿，炎性分泌物的量、色，结扎线及橡皮筋拉线有否脱落等，由于术后为开放创面，创面早期会出现炎性浅黄色感染坏死组织，需告知家属为正常，消除其紧张情绪。

## 20. 婴幼儿肛瘘对温度有要求吗?

（1）术前：婴幼儿神经系统活动不稳定，对周围环境的冷热反应非常敏感，环境温度较高时易发生高热，寒冷时易发生呼吸系统感染。所以，在术前准备皮肤及其他护理工作时要注意防止受凉，夏季室内最好有空调，冬季最好有暖气等保暖设备。

（2）术后：与术前一样，保温对于婴幼儿仍是很重要的护理工作，甚至比术前更重要，患儿回病房前，一般调节室温在 26 ~ 28℃。冬天时，可置热水袋于被褥内，将被褥事先焐热。术后患儿一般有不同程度的发热，若体温在 38.5℃以下属外科手术吸收热，一般无须处理。如体温高于 39℃，则要观察发热的原因及热型，再做降温处理。可用物理降温结合药物降温并及时观察和记录降温后效果，在换药或做其他治疗时，应注意防止受凉或感冒。

## 21. 新生儿如何防治肛瘘?

为预防新生儿肛周脓肿的发生，应做到在新生儿便后用温水清洗肛门，尤其在腹泻后臀部已经发红时，更要冲洗肛门，要用清洁软布轻轻擦干，保持臀部的清洁干燥，不能用硬布类或其他不洁的物品擦拭。

父母应选择质地柔软且吸水性强的新棉布，或选用一次性“尿不湿”。给宝宝擦肛门不要用尿布，更不可用力。

如果发现有硬结，应进行温水浴或热敷以促进吸收。若已形成脓肿要及时到医院诊治。

## 22. 肛瘘合并糖尿病如何护理?

由于糖尿病患者的抵抗力较差，在经过相关治疗或不良行为后，容易产生肛瘘症状，并且往往会出现反复感染和伤口恢复慢等情况。在对肛瘘合并糖尿病患者的护理干预中，需要在患者的血糖干预护理、饮食和排便护理及手术创口护理方面做好研究和转变。具体来说，由于患者有肛瘘合并糖尿病症状，要做好患者的合并保健，既要保证肛瘘治疗的顺利进行，也要做好降低血糖的护理干预，要求患者食用营养均衡且易于排便的食物，最后从敷料、换药等方面做好术后恢复即可。

## 23. 肛瘘合并糖尿病如何进行饮食规划和排便护理？

对不同的患者采取科学合理的饮食规划对患者的疾病康复具有重要意义。从糖尿病患者饮食规划的总体要求来看，要求为患者制订低糖类、低脂肪的营养摄入方案。因此，在收治肛瘘合并糖尿病患者后，仍然要采取综合性的饮食规划，根据患者的体重、身体情况和饮食禁忌

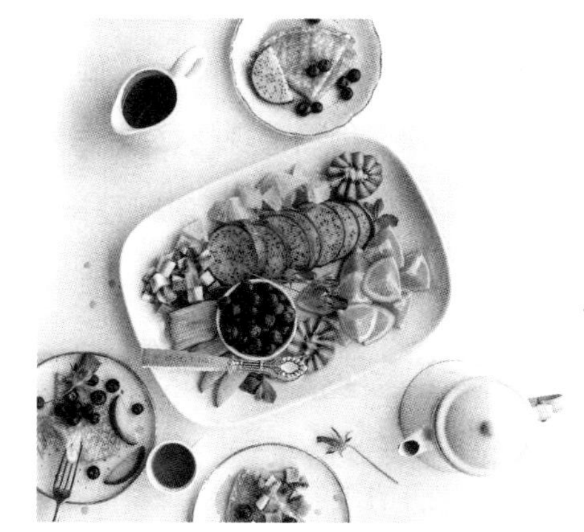

等，为患者提供恰到好处的营养摄入。一般成年人每日每千克体重摄入 105 ~ 130kJ 的热量，轻度体力劳动患者每日每千克体重摄入 120 ~ 150kJ 的热量，重度体力劳动患者每日每千克体重摄入 175kJ 以上的热量。在热量配比方面，要保证糖类、蛋白质类和脂肪类食品的合理分配，使食品分配达到糖尿病保健要求，同时又能灵活置换。需要尤其注意的是，虽然豆制品中包含较高的蛋白质营养，但在使用后容易产生气体，不推荐肛瘘手术患者食用。蔬菜和水果要根据患者的实际情况进行规划，在合理区间内要求患者尽量多食用这两类食物，既能够起到降低血糖的效果，又能够防止患者出现便秘，造成大便干结或排便不畅。在这一方面，术后要对患者进行防便秘治疗，通常在患者术后第 2 日给予麻子仁丸等药物，嘱患者晨起先喝淡盐水或香油等达到防治便秘的目的。对患者进行持续性的腹部按摩，依照顺时针方向，2 次 / 日，50 ~ 150 下 / 次，促进患者的肠蠕动。若患者在上述护理干预下仍然出现便秘情况，可以使用开塞露等，严禁患者在排便时过于用力或时间过长。

## 24. 肛瘘患者术后如何护理?

（1）病情观察：术后观察生命体征变化是否平稳，如有病情变化，及时通知医生。

（2）饮食护理：术后6小时宜进低渣饮食，并服用液体石蜡或其他缓泻药，保持大便通畅。

（3）疼痛护理：术后患者害怕疼痛，拒绝排便，应向其解释术后及时排便的意义，有便意时及时排便。口服缓泻药，必要时予镇痛药。

（4）切口护理：观察有无切口出血，脓液引流是否通畅。创面肉芽以新鲜者为佳，如遇肉芽组织生长高出表皮，应做修剪。引流条于术后2～3日开始逐步取出；如脓腔深而大，引流脓液又多时，放置时间可稍长。遇有创口桥形愈合或缝合创口有感染者，则应剥离敞开创口，或拆除缝线敞开创口。

（5）挂线后的护理：术后痔疾洗液坐浴，创面换药到药线脱落后1周。嘱患者每5～7日来医院收紧药线，直至药线脱落。局部皮肤涂抗生素软膏，促进伤口愈合。

（6）肛门失禁的观察与护理：若术中切断肛门直肠环可造成肛门失禁，粪便自行外溢，刺激周围皮肤，引起局部皮肤糜烂。一旦发生这种情况，应保持肛门周围皮肤清洁、干燥，局部涂抹氧化锌软膏，勤换内裤。失禁程度较轻者进行肛门收缩舒张运动；失禁严重者可行肛门成形术。

## 25. 肛瘘患者术后如何进行心理护理?

手术的创伤和疼痛常常让患者感到焦躁不安，可使用镇痛泵或给予其肛周药物封闭及中药熏洗，消除其疼痛感，缓解其紧张、恐惧等情绪。对患者应进行积极的术后健康宣教及心理疏导，让其不要因为害怕换药就进行不正常饮食，以此来减少排便。指导患者均衡营养，清淡饮食，多食新鲜的蔬菜水果，保持肠道润泽，形成规律性排便，不影响创口愈合，消除患者的心理担心。在为患者换药时，可让其家属陪同，播放患者喜欢的音乐、小品或戏曲转移患者注意力，减少其换药的疼痛感。引导患者的家属及亲朋多与患者交流，让其将心里的想法说出来，不要把不良情绪埋在心里。鼓励患者多与患友交流，携手一起战胜疾病。告诉患者保持舒畅的心情和愉悦情绪的重要性，促进患者康复。后期指导患者进行肛门功能锻炼。

## 26. 肛瘘患者如何进行皮肤护理?

肛瘘患者应保持肛门皮肤清洁，嘱患者局部瘙痒时不要搔抓。创面换药至药线脱落后 1 周。

## 27. 肛瘘术后肛周皮肤如何护理?

由于肛瘘手术部位特殊，极易被大便污染，因此术后要防治创面的感染，每次排便后要进行坐浴，及时进行创面的换药，严格遵守无菌操作规程，并密切观察创面的颜色、气味，有无感染发生，有无肉芽组织生长。

## 28. 肛瘘影响生活吗? 如何缓解?

肛瘘是一种影响生活质量、慢性反复发作的疾病，患者往往痛苦不堪。了解疾病知识，配合治疗，养成良好的生活习惯，对疾病的治愈有很大帮助。

## 29. 肛瘘术后可能有哪些并发症? 应怎么办?

肛瘘手术后可能发生并发症，最常见的有以下几种。

（1）出血：肛瘘手术一般无大出血，单纯渗血可用纱布填塞加压固定。患者宜卧床休息，减少活动。若有明显的出血点，敷料会很快被染红湿透，应赶紧去叫医生检查，立即上手术室重新用丝线结扎止血。若出血量较多，可适当补充液体。

（2）尿潴留：肛瘘手术多采用骶管麻醉，因此很容易出现尿潴留，尤以老年男性为多。若患者术后早期能起立自行排尿，尿潴留现象常可消除。如果已出现尿潴留，可用新斯的明 1mg 肌内注射以帮助排尿，但心肌供血不足者慎用。必要时可行导尿，亦可口服六一散、八正散或针刺气海、关元、三阴交、阳陵泉等穴位，以促进排尿。同时患者可用热水袋热敷小腹，集中意念，或者打开水龙头听流水声以诱导排尿。

（3）肛门失禁：如果肛瘘手术损伤或切断了肛管直肠环，或长期在伤口内填塞纱布过紧，均可引起不同程度的肛门失禁。因此对于瘘管经过肛管直肠环者，均应采取挂线法切开直肠环，这才不会引起肛门失禁。而对于多次反复手术者，术后患者更应多做提肛肌运动。一天做 3 次肛门的舒收功能锻炼，每次 3 分钟，可加强肛门括约肌的功能，防止肛门失禁。

（4）伤口感染：肛门部污染虽属严重，但创口真正感染的情况并不多见。因为肛门部创口有较强的先天免疫力，术后又经常用药水坐浴，注意创口敞开，以利引流通畅，并给予自创口基底的药纱条换药，故创口难以污染而感染。如果术后大便每日次数过多，创口清洗不彻底，其基底引流不畅，药条换药不到位，再加上患者体质虚弱，就可能发生感染。因此术后患者应学会自控大便，最好每日一次。有肠炎者，可适当用一些对症药，换药时尽量配合医生，使整个创口清洁，换药到位，是可以杜绝伤口感染的。

## 30. 肛瘘术后患者如何运动健身?

肛瘘术后，患者因伤口疼痛，多喜欢卧床少动，甚至连洗漱、吃饭也不下床。然而终日躺在床上，周身血液循环不畅，势必影响机体的新陈代谢功能，而延迟伤口的修复。

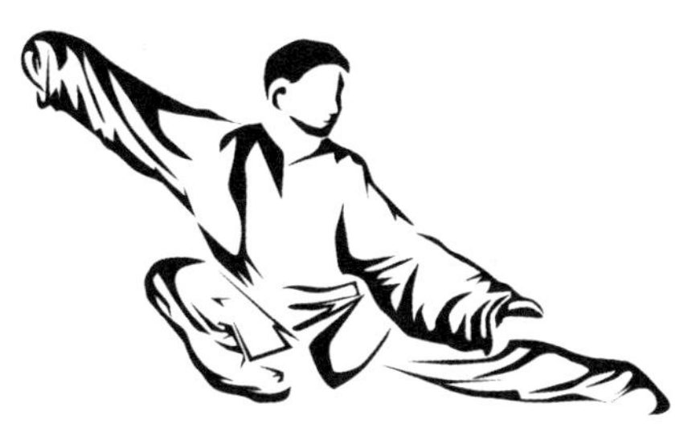

因此，在肛瘘手术后 2 ~ 3 天，患者可在床上多休息，以后每天均应下床活动，如缓慢行走，每次 15 分钟左右，每天 4 ~ 5 次，以利于伤口的渗出分泌物流出来。术后半月，行低位单纯性肛瘘手术，创面不大者，可完全在室外散步、打太极拳、做深呼吸运动、练气功、做体操等；高位复杂性肛瘘术后患者，应坚持在室内散步，以促进全身血液循环。当内口挂线完全脱落时，患者应走出户外，做上述健身运动，促进伤口修复。

另外，患者尤应多做提肛运动、弯腰运动、下蹲运动、爬楼梯运动，目的在于加强肛门功能的锻炼，使肛门括约肌功能基本或完全正常。

提肛运动有夹腿提肛法、坐立提肛法和踮足收肛法。

夹腿提肛法：即患者仰卧，双腿交叉，臀部及大腿用力夹紧，肛门逐渐用力上提，持续 5 秒钟左右，还原，可逐渐延长提肛时间。如此重复 10 ～ 20 次，每日 2 ～ 3 遍。

坐立提肛法：即患者先坐在床边，双足交叉，然后双手叉腰并起立，同时肛门收缩上提，持续 5 秒钟，再放松坐下。如此重复 10 ～ 15 次，每日 2 ～ 3 遍。

踮足提肛法：即患者采取站立位，双手叉腰，两脚交叉，踮起足尖，同时肛门上提，持续 5 秒钟，还原。如此重复 10 ～ 15 次，每日 2 ～ 3 遍。

做提肛运动时，开始每日可少做几次，以耐受为度。

做弯腰运动时，患者两腿稍分开，弯腰，两手伸直触到足尖，每次 10 ～ 15 下，每日 3 ～ 4 次。

下蹲运动法，即患者两腿稍分开，腰伸直，双手并举向前，膝关节弯曲，使身体的重心尽量下移，然后站起，如此反复，每次蹲 20 ～ 50 下，每日 2 ～ 3 次。

爬楼梯运动，每次爬 7 ～ 10 层，每天 2 ～ 3 次。

需要注意的是，在伤口未愈合以前，运动时动作要轻柔缓和，不可粗暴快速，以免造成伤口血管断裂出血；当伤口完全愈合，瘢痕尚未软化以前，同样忌动作粗暴、幅度过大、频率过快，以免使瘢痕撕裂开来；当肛瘘伤口完全愈合时，患者可以慢跑或游泳，使呼吸加快。因为吸气时肛门上升，呼气时肛门下降，一升一降必然带动肛门肌肉的运动。

## 31. 民间有哪些偏方可以辅助治疗肛瘘?

患有肛瘘的患者，大多数都经历过肛周肿胀、坠痛、发热，或便秘、肿块溃破流脓血等痛苦。有些患者因工作忙，抽不出时间上医院彻底诊治；有的患者因为身体有这样或那样更严重的疾病，不能立即行手术治疗；还有的患者因经济困难或十分恐惧手术而不能行手术治疗肛瘘。上述那些症状确实让患者痛苦，为解燃眉之急，患者不妨试用一些民间偏方治疗肛瘘。通常最简单易行的方法有以下几种。

（1）用生黄豆浸泡捣烂成泥状，湿敷患处。

（2）用赤小豆研成粉末，调鸡蛋清，外敷患处。

（3）生绿豆末加豆浆、米泔水、姜汁调匀，外涂患处。

（4）用鹅毛烧成灰撒于患处。

（5）泥鳅捣成泥，湿敷患处。

（6）鲤鱼肠捣烂，外涂患处。

（7）田螺连壳烧成灰，用香油调匀，敷于患处。

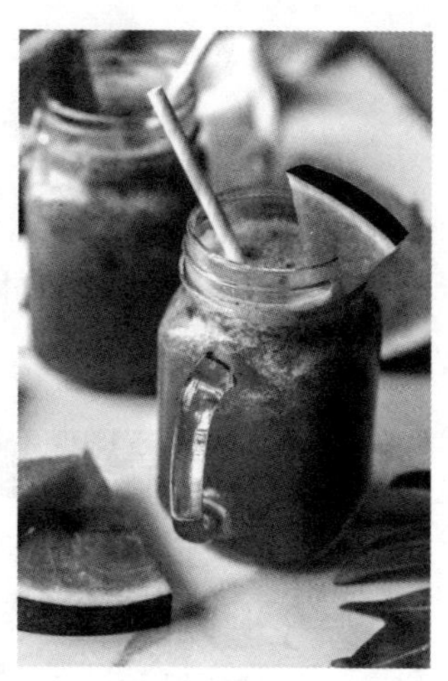

（8）丝瓜捣成泥，敷于患处。

（9）生茄子或黄花菜根捣泥，湿敷患处。

（10）鲜马齿苋捣烂成泥敷于患处，可起到明显的消炎消肿、退热止痛效果。

如果再配合服用绿豆汁、西瓜汁、生藕汁、大青叶煎水或黄连、菊花加甘草煎水服，效果会更好。注意在疼痛、肿胀初起时使用，并忌食辛温香燥及发物。

## 32. 肛瘘术后患者怎样预防伤口感染?

肛瘘手术后的伤口基本上是旷置敞开的，然而医生又要求患者每天定时排大便，无疑伤口要被大便污染，患者和家属自然十分担心伤口会感染发炎。实际上，只要医生注意伤口的清洗换药，患者和家属加强预防，临床上肛瘘术后伤口感染的情况是不多见的。因此，作为患者和家属，要注意术后养成定时排便的习惯，以每日 1 次为宜，积极防止或治疗腹泻及便秘。便后用温热或清热解毒的药液坐浴，及时清洗干净沾在伤口上的粪渣，勤换内裤，保持肛周局部卫生。如果因水或出汗过多浸湿衣裤，要及时更换，注意被褥温暖适中，保持床铺平整、清洁、干燥、无渣屑，注意适当的营养饮食，以提高机体的抵抗力，防止感冒，防止细菌乘虚而入，引起伤口感染。另外，在条件允许下，应勤换勤洗患者的被褥床单，天晴时让患者走出户外晒太阳，呼吸新鲜空气。平时也要注意室内的空气流通，如常开门开窗，室内禁止吸烟。因肛瘘手术后伤口渗液较多，所以，宜在臀部着位的床上铺一块橡胶或塑料垫单，其上再垫一些干净的卫生纸，以避免渗液浸透床单及其下的棉絮。患者晚上宜早点休息，保证足够的睡眠，使机体处于最佳的功能状态，以促进伤口的修复。如果在伤口换药修复过程中，患者感觉分泌物增多，伤口有肿胀样或针刺样疼痛，或觉伤口周围皮肤灼热发红，应及时通知医生检查，以防止或减轻感染。

## 33. 如何从饮食起居上预防肛瘘?

肛瘘的产生是由于细菌入侵至肛窦内的肛腺导管之中，当条件适合时，导管内的细菌便大量繁殖，并向肛腺逆行，在某一支继续繁殖，直至穿破肌层而形成肛周脓肿，最终形成肛瘘。由此我们知道，只要防止细菌不入侵肛窦，就可防止肛瘘的发生。因此从疾病的防治上，要注意防治痔疮、直肠息肉、肛裂、肛窦炎、肛乳头炎、肠炎、便秘、直肠脱垂等，因为这些病常使肛窦发炎水肿，局部抵抗力降低，导致细菌易于入侵。

从饮食起居上来说，宜食清淡、富含纤维素之品，忌饮酒成性和嗜食辛温炙烤油炸之品，并注意饮食定时定量。养成良好的生活习惯，保持生活规律，养成晨起定时排便的习惯。且便时不要久蹲，不要看书看报，要意念集中，一次排空大便，便后用干净柔软的手纸轻轻擦拭肛门，然后用温水洗净肛门。条件许可的话，最好每日用温水或冷水坐浴，因为温水坐浴后，可引起局部组织和毛细血管充血与扩张，加强毛细血管的渗透作用，从而达到改善局部血管神经和肌肉功能的目的；而冷水坐浴则可使毛细血管收缩，减少渗出而起到消肿止血的作用，对大便干燥、血栓外痔及内痔脱出患者十分有效。从事久坐久站职业的人，要经常变换体位，抽空活动下肢、腰部，尽量抬高下肢，以促进血液回流。经常出差者，宜尽可能保证生活规律，定时进餐，定时大便，保证睡眠，保证多饮水，多食蔬菜水果。在家休息娱乐时，切忌通宵达旦打麻将、扑克牌。平时要注意饮食卫生，尤其在炎热的夏天，更应注意不吃变味发馊的饭菜，注意瓜果冷饮

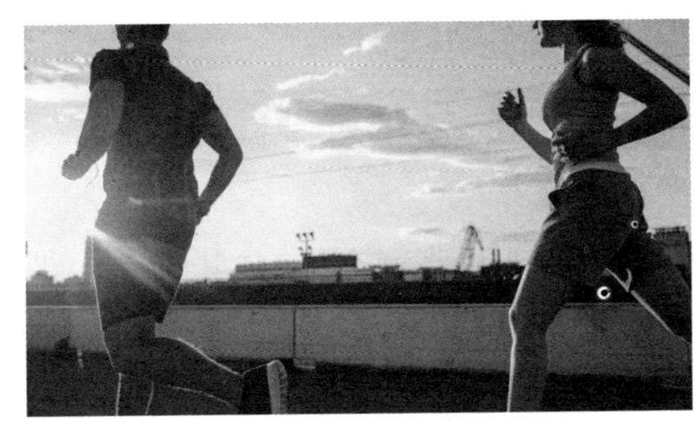

卫生，注意生冷熟食不在同一切菜板上共用，以防止肠炎的发生。另外经常参加体育锻炼，经常进行体操、游泳、跑步、跳舞等运动。这对全身的血液循环、肌肉的功能加强有明显的促进作用。体质加强了，机体的抗病能力提高了，就能有效地防止肛瘘的发生。

## 34. 肛瘘术后肛周潮湿怎么护理?

可适当坐浴及行提肛锻炼，症状可以逐渐减轻并消失。

## 35. 肛瘘术后换药重要吗?

肛瘘术后按时换药非常重要，若换药不到位或不及时，甚至不换药，容易造成创口“假性愈合”，需再次行手术治疗。

## 36. 肛瘘预防的关键是什么?

肛瘘预防的关键是防止肛周感染，必须经常清洁肛门，便后温水坐浴，养成良好的排便习惯，加强营养，增强免疫能力，早期应及时地治疗肛窦炎、肛乳头炎、肛腺感染及肛裂，一旦发现在肛周有发炎的迹象，应及时使用抗生素或局部抗炎措施，绝不要让其发展到肛周脓肿的阶段。

## 37. 肛瘘患者术后如何合理饮食?

（1）术日及术后第 1 日进食清淡半流质饮食，如粥、面条等，勿食南瓜、牛奶、糖果及易胀气的豆制品；术后第 2 日可多食新鲜蔬菜、水果如青菜、菠菜、香蕉、火龙果等，术后 5 日可进普通饮食，但要保证营养，也要含有一定量的维生素，如瘦肉汤、排骨汤、甲鱼汤等，以促进伤口愈合。对于部分恐惧大便时伤口疼痛而减少进食量的患者，医务人员要告知患者只有正常饮食，才能促进肠蠕动，从而保持大便正常，避免因进食过少而导致低血糖。

（2）要对一些会加重或影响肛瘘的食物进行控制，特别是一些辛辣燥热之品，醇酒厚味肥甘之物或海鲜发物，如油炸类食品、辣椒、生姜、大蒜、烈性酒、带鱼等要忌食，在瘘管急性感染期更应限制食用这些食品。

## 38. 肛瘘患者术后怎样运用食疗进行调养？

（1）可可牛奶：牛奶 250mL，可可粉 6g，红糖 10g，将可可粉、红糖放入杯中，把烧开的牛奶冲入杯子里，即可食用。可长期服用。

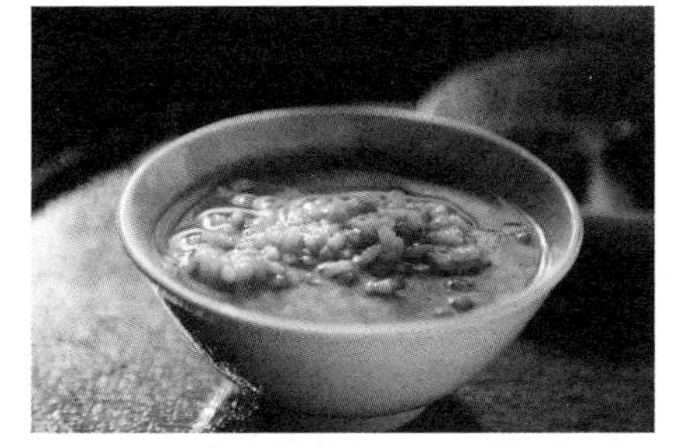

（2）绿豆糯米粥：绿豆 50g，糯米 100g，加适量水，文火煮成粥后即可食用。

（3）鳗鱼药膳：鳗鱼 2 条，除去内脏，用酒 2 杯，水 1 碗煮熟，加盐、醋即可食用。

（4）鸡蛋香瓜子汤：鸡蛋 2 枚，去壳，香瓜子 30g，加水 2 碗，以砂糖调服。

（5）菠菜拌豆芽：菠菜 100g，粉丝 100g，豆芽 50g，韭菜 10g，凉拌即可。

## 39. 肛瘘患者需要忌口吗?

肛瘘患者掌握好饮食宜忌，可以减轻症状，缓解病情，有利于治疗效果。

（1）忌食一切辛辣刺激性食物，如酒、葱、大蒜、辣椒等；而应食含纤维素丰富的食物，如青菜、竹笋等。

（2）忌鱼、虾、蟹等发物及油煎熏烤的食物；宜多食清淡易于消化的食物以及新鲜水果和新鲜蔬菜。

（3）属慢性复杂性肛瘘、结核性肛瘘的患者，手术后宜多食既易消化而又富有营养的食品，尤其是含丰富蛋白质的食物，如鸡肉、鸭肉、牛肉、鸡蛋、豆浆等。

## 40. 如何预防肛周脓肿?

（1）便秘与腹泻：便秘时，坚硬的粪便由肛门排出，能撕伤肛管或擦伤肛窦，易引起感染而形成肛周脓肿。因此，要积极防治便秘，让患者养成每日定时大便的习惯，保持大便通畅。腹泻日久可刺激肛隐窝发炎，稀便也易进入肛隐窝而诱发肛周脓肿。所以，防治便秘和腹泻对预防肛周脓肿有重要意义。注意饮食的调配，食少而干的患者，平素要多吃含纤维素多的食物，如玉米、土豆、甘薯、芹菜、苹果、香蕉、梨等。因纤维素在肠道中不能被吸收，能保留一部分水分，并刺激肠肌运动，所以不会出现排便困难。

（2）少食刺激性食物：因刺激性食物，如辣椒、大葱、大蒜、烟、酒等，可使肠黏膜充血发炎而诱发肛周脓肿，所以不宜长期过量食用。

（3）保持局部清洁：因肛门部皮肤有粗大的汗腺及皮脂腺，经常分泌汗液和皮脂，所以要经常洗澡，勤换内裤。最好便后或每晚睡前进行一次肛门清洗。

（4）积极参加体育锻炼：本病的发生与职业有着密切的联系。从事久坐、久立工作的人，如售货员、交通警、会计师，以及久蹲的焊接工人等，肛门局部的血液循环易发生障碍，降低了局部的抗病能力，故易发生肛周脓肿。所以此类患者应适当参加体育运动，可增强体质和改善肛门局部血液循环，对预防本病有着重要的作用。

（5）及时治疗慢性疾病：如慢性结肠炎、糖尿病、肺结核等均可诱发肛周脓肿，所以，应及早治疗原发病以防止肛周脓肿的发生。

## 41. 肛周脓肿患者在饮食上需要注意什么？需要忌口吗？

在饮食上要多吃一些富含纤维素的食物，如新鲜的蔬菜、水果，以保持大便通畅。在有良好的生活及饮食习惯下做到定时大便，避免大便干结造成排便时对肛管及肛隐窝的损伤；便秘患者在使用开塞露时，要注意避免引起肛管的损伤，大便干结时不要强行抠便，以免引起损伤继发感染。

（1）肛周脓肿的患者禁忌酒、辣椒、生姜、大蒜、肉桂等，这些均属辛辣之品，可刺激局部发炎，加重肛门直肠周围脓肿的病情。

（2）服用药物治疗肛门直肠周围脓肿时，须忌某些饮食。服清热解毒之剂，应忌鱼、虾、羊肉、香菜、韭菜等，以及竹笋、海鲜、狗肉等发物；服气血双补之剂，应忌萝卜、桃、李子等，否则会影响疗效。

## 42. 肛周脓肿的患者吃什么好？

经常食用有清热解毒功效的食品，能缓解肛门局部肿痛等症状。

（1）肛周脓肿患者饮食上应以清淡并含有较多纤维素的

食品为宜，如菠菜、芹菜、冬瓜、丝瓜、南瓜、绿豆、黄豆、油菜、黄花菜、木耳、海带、萝卜、茭白等。

（2）经常食用有清热解毒功效的食品，能缓解肛门局部肿痛、流脓流水等症状。同时选用绿豆粥、芹菜粥、鸡蛋面、素菜粥等，有润肠通便作用。

（3）可多吃水果，如西瓜、苹果、菠萝、梨等。

（4）可饮用绿茶、菊花茶、金银花茶、绿豆汤等饮料，也能预防肛周脓肿的形成，缓解肛周脓肿的症状。

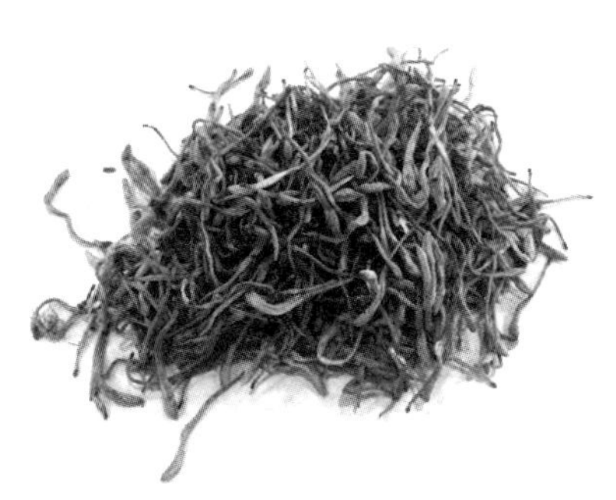

金银花

## 43. 肛周脓肿术后预防复发的方法有哪些？

一般来讲，通过有效治疗，肛周脓肿痊愈了，今后在此发病部位复发肛周脓肿的可能性不大。因为此处肛窦已得到了医生的处理，而肛周脓肿形成的根源在于肛窦的细菌感染。但是，根据人体的生理解剖，每个人均有多个肛窦，也就是每个肛窦都存在着被细菌感染的可能，都有患肛周脓肿的可能，这就不是复发的问题，而是再发的问题了。所以，在病症痊愈后，在今后的日常生活中，要避免各种诱因。

（1）调理排便：保持大便通畅，养成定时排便的良好习惯；频繁大便稀溏可导致肛隐窝炎，引起肛周脓肿。大便秘结时，储藏于直肠内的粪便易堵塞肛隐窝，引起肛隐窝炎，形成肛周脓肿。同时，大便干结，擦伤肛管皮肤或肛隐窝，也会引起肛周脓肿。而腹泻日久，可使稀便进入肛隐窝，刺激肛隐窝发炎，从而诱发感染。

（2）养成良好的卫生习惯：注意肛门清洁卫生，每次便后用温水清洗坐浴肛门；养成便后清洁局部的习惯，防止感染。

（3）饮食适当：注意饮食，忌食辛辣醇酒等刺激之品；食物不可过分精细，不食刺激性强的食物，这样有利于大便的排泄。

（4）积极治疗肛隐窝炎和肛乳头炎：采用坐浴、药栓纳肛、口服抗生素或中医中药疗法，防止炎症深入，甚至化脓而成肛周脓肿。

（5）积极治疗全身疾病：对肠结核、克罗恩病、溃疡性结肠炎等全身疾病要积极治疗。

（6）锻炼身体，增强体质：久坐久站的人肛门局部血液循环易发生障碍，降低了局部的抗病能力，容易发生感染。多做肛门提肛运动，早晚各做 5 ～ 10 分钟，促进肛门局部血液循环，增强机体抵抗力。

（7）避免久坐、久站、久蹲：在草地、湿土上久坐，肛门部受凉受湿，降低了抗病能力，寒湿之邪容易侵入肛门，引起感染。

## 44. 为什么肛瘘术后吃猪蹄愈合快?

肛瘘手术为了防止术后伤口感染，一般多选用手术伤口敞开、不缝合，也叫开放性切口，常愈合较慢。猪蹄营养丰富，据食品营养专家分析，每 100g 猪蹄中含蛋白质 15.8g、脂肪 26.3g、碳水化合物 1.7g。猪蹄中还含有维生素 A 、维生素 B 、维生素 C 及钙、磷、铁等营养物质，尤其是猪蹄中的蛋白质水解后所产生的胱氨酸、精氨酸等 11 种氨基酸之含量均与熊掌不相上下。中医学认为，猪蹄性平，味甘、咸，具有补血、填肾精等功能，适宜年老体弱、血虚者食用。

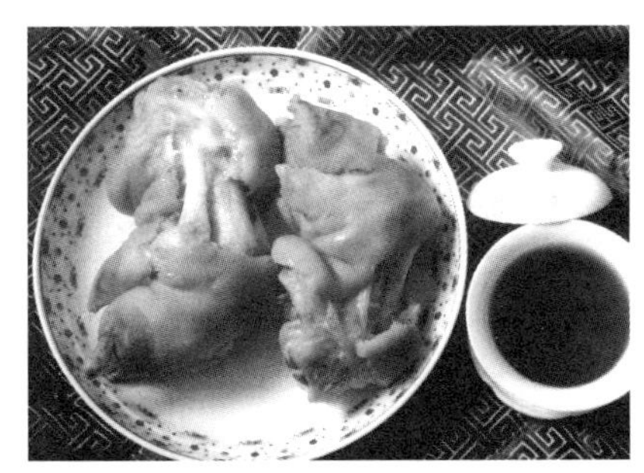

猪蹄中含有丰富的胶原蛋白，这是一种由生物大分子组成的胶类物质，是构成肌腱、韧带及结缔组织中（即人们常说的“筋”）最主要

的蛋白质成分。猪蹄中的胶原蛋白被人体吸收后，能促进皮肤细胞吸收和储存水分，防止皮肤干涩起皱，使面部皮肤显得丰满光泽。汉代名医张仲景有一个“猪肤方”，就指出猪蹄上的皮有“和血脉，润肌肤”的作用。经常食用猪蹄，可增加皮肤活力，改善全身的微循环，对于手术及重病恢复期的老年人，有利于组织细胞正常生理功能的恢复，加速新陈代谢，促进伤口愈合。但患有慢性肝炎、胆囊炎、胆结石的老年人最好不要多吃猪蹄，否则会使原有病情加重或诱使旧病复发。

## 45. 如何练习提肛运动?

提肛运动是预防和治疗痔疮的一种良好方法。站、坐、卧均可以进行，意念使内劲，将肛门上提至脐，做肛门上收的动作，自然呼吸或吸气时提肛缩腹，呼气时将肛门放下去。练气功法不受时间和场地的限制，一提一松为 1 次，每遍不超过 30 次。

## 46. 肛门功能锻炼方法有几种?

有效地进行肛门功能锻炼，可以改善局部血液循环，减少痔静脉的淤血和扩张，增强肛门括约肌的收缩和舒张能力，增加肛门直肠部位的抗病力，避免和减少肛肠病的复发。对于伴有肛门不全失禁的患者，肛门功能锻炼尤为重要。肛门功能锻炼的方法，主要有以下几种。

（1）肛门运动：锻炼患者自行收缩肛门 5 秒钟，再舒张 5 秒钟，如此持续进行 5 分钟，每日 1 次。

（2）提肛运动：是指用意念有意识地向上收提肛门，每日 1 ～ 2 次，每次 30 下。

（3）肛门收缩运动：在排便前、排便中和排便后这段时间里，用约 5 分钟的时间，主动收缩和舒张肛门括约肌，可起到改善局部血液循环、增强肛门括约肌能力的作用。

（4）扩肛保健操：右手示指涂少量具有润滑作用的痔疮药膏或抗生素软膏，先在肛门处按摩 1 ～ 2 分钟，然后缓缓伸入肛管内，一般深度为两个指节，向前后左右四个方向扩张肛管，约 3 分钟，拔出示指后可在肛门口再涂极少量痔疮药膏，一日 1 次，坚持半个月至 1 个月。

## 47. 肛瘘患者术后如何进行肛门功能锻炼?

手术后进行肛门功能锻炼，可以改善肛门局部的血液循环，尽快地恢复肛门功能，避免或减少肛瘘的所谓复发，所以非常重要。在此介绍寿张根先生推荐的 3 种锻炼方法。

（1）肛门运动锻炼：患者先行收缩肛门5秒钟，再舒张5秒钟，如此持续进行5分钟。每日进行3～5次，可以促进局部血液循环，减轻手术后肛门局部疼痛，使排便通畅。

（2）提肛运动：是指用意念有意识地向上收提肛门，每日进行1～2次锻炼，每次提肛30下，有化瘀活血、锻炼肛门括约肌和升提中气的作用。一般坚持百日左右，可起预防肛瘘复发之功效。

（3）肛门收缩运动：在排便前、排便中和排便后这段时间里，用约5分钟的时间主动收缩和舒张肛门括约肌，可起到改善局部血液循环、增强肛门括约肌能力的作用。

## 48. 如何预防肛窦炎？

（1）禁忌过食肥甘，尽量避免辛辣食物、烈酒的刺激。

（2）避免腹泻和便秘。

（3）及时治疗肠道急慢性炎症、痢疾等。

（4）便后、睡前清洗肛门，保持肛门部位清洁。

## 49. 肛瘘患者术后如何预防肛门狭窄？

正常的肛瘘手术之后，也有一定概率会发生肛门狭窄。

预防方法主要有以下几点。

（1）保持大便通畅，饮食应粗细搭配，以减少对肛管的刺激。

（2）痔疮手术切除痔块时，应在两个痔核之间保留一条正常皮肤和黏膜桥。

（3）肛瘘手术时不可切除过多的皮肤。手术后要保持局部的清洁、卫生，防止各种感染，以免引起肛门狭窄。

（4）在肛门手术和损伤后，对有轻度狭窄者，应用手指扩张肛门，每周 1 ~ 2 次，间隔时间逐渐延长。

（5）手指扩肛疗法对狭窄严重和狭窄时间较长者，效果一般不佳，应当选择手术治疗。

## 50. 肛瘘患者术后如何预防肛门失禁?

（1）手术时注意不要损伤肛门系直肠环，高位肛瘘手术治疗时对外括约肌深部以上部位不能一次切断，应做挂线或采用保存括约肌术式的治疗。

（2）肛门部位手术时注意保护齿线部皮肤黏膜，不要过多切除，以免引起感觉性肛门失禁。

（3）手术时尽量注意不要破坏肛管直肠的角度。

（4）有脱肛者要及时治疗。

## 【专家忠告】

如何预防形成肛瘘，得了肛瘘和肛瘘术后怎么办？预防和康复保健很重要。首先要经常清洗肛门，保持肛门的清洁卫生。不宜过食辛辣刺激食物，不熬夜，不喝酒。其次要及时治疗肛隐窝炎、腹泻、便秘等疾病。发现肛周脓肿时宜早期切开排脓，有条件时可行一次性手术防止后遗肛瘘。最后，如果得了肛瘘应积极治疗，避免反复发作、外口堵塞后引起脓液积聚，排泄不畅，引发新的支管，变成复杂性肛瘘。另外术后要常复诊，勤换药，防止创口假性粘合（桥形愈合）导致的复发。

肛瘘是一种常见的肛管直肠疾病，大部分是由肛周脓肿引起，也可由结核、溃疡性结肠炎、克罗恩病等引起。肛瘘一旦形成极难自愈，手术是根治肛瘘的唯一方法。因此，预防肛瘘的发生非常重要，肛瘘的产生是由于细菌入侵至肛窦内的肛腺导管之中，当条件适合时，导管内的细菌便大量繁殖，并向肛腺逆行，在某一支继续繁殖，直至穿破肌层而形成肛周脓肿，最终形成肛瘘。由此知道，只要防止细菌不入侵肛窦，就可防止肛瘘的发生。因此从疾病的防治上，要注意防治痔疮、直肠息肉、肛裂、肛窦炎、肛乳头炎、肠炎、便秘、直肠脱垂等。

中医“治未病”中未病先防、既病防变的思想，同样可以运用在肛瘘中。对于肛瘘的预防，应保持肛门部位的清洁卫生，便后温水坐浴，养成良好的排便习惯，保持大便通畅，大便不能过干、过稀，加强营养，增强免疫能力，一旦患了肛瘘，要及时医治，防止从简单肛瘘变成复杂肛瘘，病愈防变。对于肛瘘的食疗、药膳进补，还是建议根据自己的体质选择，不能千篇一律，要辨证论治选取，否则适得其反，事倍功半。

肛瘘目前尚无较好的预防方法，宜采用综合措施改善局部血液循环，加强肛周清洁卫生，同时要预防便秘、腹泻、肛周脓肿的发生及机体抵抗力下降。肛周脓肿形成后应明确诊断，积极应用合理的药物及手术治疗，手术后肛周熏洗、坐浴、伤口换药等对症治疗一定到位，避免假性愈合、延迟愈合甚至后遗肛瘘。一旦肛瘘形成应进行科学合理的康复保健，饮食宜清淡易消化，忌食刺激性食物；注意卧床休息，减少过度活动；养成良好的排便习惯，每日肛周坐浴，保持肛门清洁，预防肛周感染发生；坚持进行提肛运动及肛门保健操。

# 参考文献


1. 李春雨 .《肛肠外科学》(普通高等教育“十二五”研究生规划教材). 北京：科学出版社，2016.

2. 李春雨 .《肛肠病学》(全国高等学校“十二五”本科规划教材). 北京：高等教育出版社，2013.

3. 李春雨，徐国成 .《肛肠病学》(第 2 版)(全国高等学校“十三五”本科规划教材). 北京：高等教育出版社，2021.

4. 李春雨，汪建平 .《肛肠外科手术学》. 北京：人民卫生出版社，2015.

5. 李春雨，汪建平 .《肛肠外科手术技巧》. 北京：人民卫生出版社，2013.

6. 张有生，李春雨 .《实用肛肠外科学》. 北京：人民军医出版社，2009.

7. 李春雨，张有生 .《实用肛门手术学》. 沈阳：辽宁科学技术出版社，2005.

8. 聂敏，李春雨.《肛肠外科护理》. 北京：人民卫生出版社，2018.

9. 聂敏，李春雨.《肛肠科护士手册》. 北京：中国科学技术出版社，2018.

10. 李春雨，朱兰，杨关根，卫中庆.《实用盆底外科》. 北京：人民卫生出版社，2021.

11. 徐国成，李春雨.《肛肠外科手绘手术图谱》. 北京：人民卫生出版社，2021.

12. 李春雨.《肛肠病名医解答》. 北京：人民军医出版社，2011.

13. 李春雨.《结肠炎名医解答》. 北京：人民军医出版社，2011.

14. 李春雨.《便秘名医解答》. 北京：人民军医出版社，2012.

15. 李春雨.《大肠癌名医解答》. 北京：人民军医出版社，2012.

16. 李春雨，聂敏.《痔疮就医指南》. 北京：中国中医药出版社，2022.

17. 李春雨，韦东，聂敏.《肛裂就医指南》. 北京：中国中医药出版社，2022.

18. 李春雨，杨波，聂敏.《肛周脓肿就医指南》. 北京：中国中医药出版社，2022.

19. 李春雨，聂敏.《便秘就医指南》. 北京：中国中医药出版社，2022.

20. 李春雨，张苏闽，聂敏.《结肠炎就医指南》. 北京：中国中医药出版社，2022.

21. 李春雨，张伟华.《结直肠癌就医指南》. 北京：中国中医药出版社，2022.